良神氧育人醉
水养生气益人 果平神动须勤
滋补肾汗流背 汁嫩根草润脉
桃阳心菊补肺 参济心米养胃

# 本草傳奇

黄道恒 主编

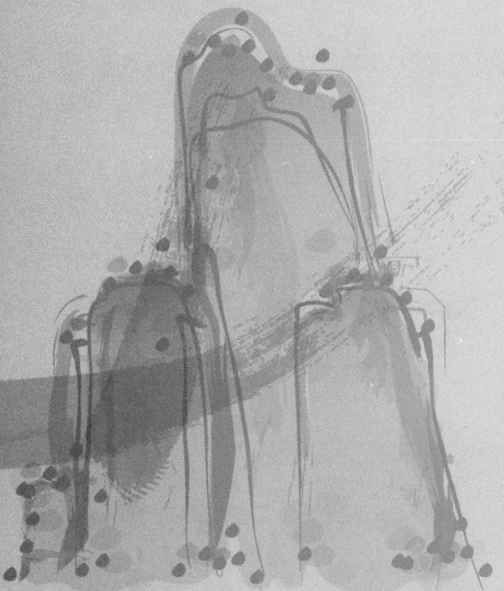

中南大學出版社
www.csupress.com.cn

**图书在版编目(CIP)数据**

本草传奇/黄道恒主编. —长沙:中南大学出版社,2014.5
ISBN 978-7-5487-1064-6

Ⅰ.本... Ⅱ.黄... Ⅲ.本草-普及读物
Ⅳ.R281-49

中国版本图书馆 CIP 数据核字(2014)第 068477 号

**本草传奇**

黄道恒 主编

□**责任编辑** 陈海波
□**责任印制** 易建国
□**出版发行** 中南大学出版社
社址:长沙市麓山南路 邮编:410083
发行科电话:0731-88876770 传真:0731-88710482
□**印　　装** 长沙印通印刷有限公司

□**开　　本** 880×1230 1/32 □**印张** 5.5 □**字数** 139 千字
□**版　　次** 2015 年 3 月第 1 版 □2015 年 3 月第 1 次印刷
□**书　　号** ISBN 978-7-5487-1064-6
□**定　　价** 20.00 元

# 前言

本草是对中国传统中药的古称，是我国劳动人民几千年来与疾病作斗争的经验总结。它种类多、分布广，是人们通过长期临床验证和反复实践流传下来的瑰宝。很多本草，除了在治病健身方面有显著效果外，还有一个或数个通俗易懂的传奇故事，数千年来在民间广为流传。

本书搜集了流传于民间的168味中药，针对每味药物先讲述一个美丽动人的传奇故事，再介绍这味中药的名称、别名、性味、归经、功能和用途。书中故事来源广博、生动奇特，读来妙趣横生；中药资料科学规范、图文并茂，学来实用方便。集趣味、知识、实用于一体，融药学、史学、文学于一炉。读故事、学中药，使读者通过有趣的传说，了解中药知识。在了解中药的过程中，让人们走近中药、认识中药、喜爱中药，进而增强民族自豪感与责任感。

科学家们预测21世纪是生物学世纪，绿色无污染的中药学研究将是新世纪的热点，我国中草药这一巨大的医学遗产也将在世界医疗卫生事业的划时代发展中焕发异彩。欧美等西方国家走了很长时间合成药的道路，现在又回到重视天然植物药的研究开发、萃取单味药有效成分的道路上来，更加说明中药是世界医药学宝库的重要财富。

本书内容虽属传奇故事，但也折射出不同历史时期中医的光芒，可以古为今用，提供借鉴。本书完稿后得到皖南医学院附属医院原中医科主任、主任医师程宜福教授和湖南省中医研究院姚勤教授的审阅和指导，在此表示衷心的感谢。由于编者水平有限，不足之处，敬请指正。

黄道恒于江城芜湖

2014年2月18日

# 目　录

# 抗菌消炎一见喜

从前，在闽南有一位道士，姓陈，给人看病很灵验。对于喉证、肿毒、感冒、肺炎、尿道炎症等，几乎是手到病除，他给病人几包药粉，冲开水喝，很快就好。药粉的来源就是他家后院种的草药。他从来不让人进去，也不让人看，给的都是粉末，让人无从辨别是什么东西。

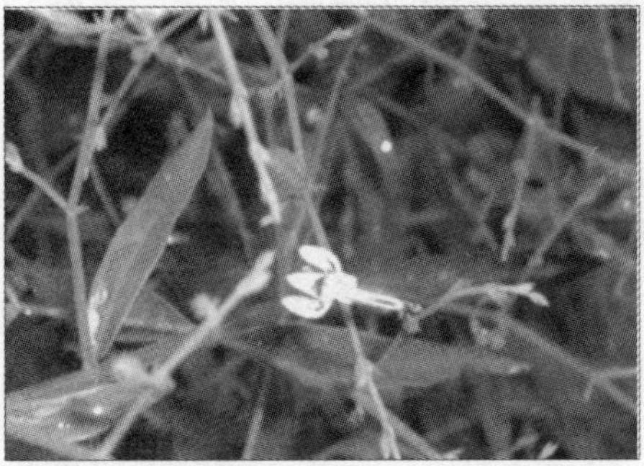

他还制作一种茶饼，对中暑、痢疾、腹泻、感冒都很有疗效，比在闽南流行的灵源茶饼、老范志神曲、莲花山茶饼、厦门茶丸、晋江茶丸都好，据说也是因为加了这种草药。

在那时抗生素还没问世，他的草药能抗菌消炎，这已是很不错的了。他在闽南很出名，在他那里看病买药的人络绎不绝。还有人把他用的药称为“万病仙草”。因为用这药治好了很多病人，人们便把这种草药称为“一见喜”。

一见喜，又名穿心莲、斩蛇剑、苦草等，为一年生草本爵床科植物一见喜的全草。味苦，性寒，归心、肺、大肠、膀胱经，能清热凉血，消肿止痛。现主要用于细菌性痢疾、尿路感染、急性扁桃体炎、肠炎、咽喉炎、肺炎和流行性感冒等，外用可治疗疮疖肿毒、外伤感染等。

# 强腰壮肾丁公藤

明朝时，雁门有个叫解叔谦的人，事母至孝，母亲瘫痪多年，都一直精心施治，久不嫌烦。虽多方求医，但是母亲病情仍无起色。

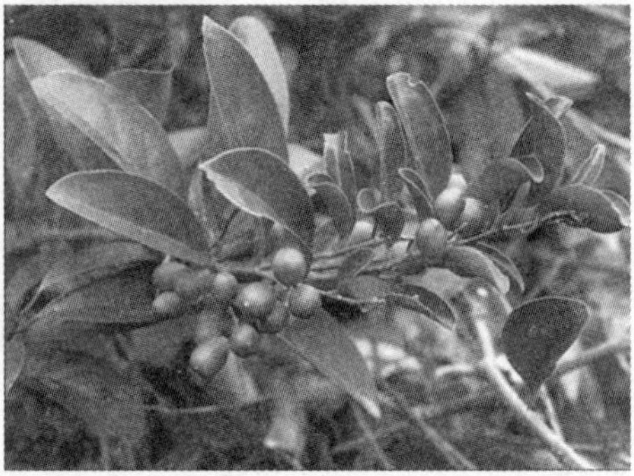

一天深夜，他沐浴焚香，跪于庭院，求神赐方。忽然夜空中飞过一只鸟，叫着："丁公藤，丁公藤。"解叔谦喜出望外。次日，便去药肆求购。因无丁公藤可售，又遍访民医药叟，皆不识此药。后来，一位老人告诉他，去宜都山寻找吧，或许可得。

解叔谦便携带干粮，远上宜都山寻觅。三日无获，第四日，在山中遇一老翁伐木，树上一藤，角叶如丁，其绕如蛇，便拜问老翁可识丁公藤。老叟停斧笑指树上青藤道："我即丁公，种藤于此。取藤五斤，切段煎汁过滤，同曲米酿酒饮便可。"解叔谦大喜，回家依法制备，老母服后很快痊愈。解叔谦将丁公藤荐赠乡人，治愈多个病人。

丁公藤，又称麻辣子、斑鱼烈、包公藤等，为旋花科植物丁公藤的茎藤。味辛，性温，有小毒。归肝、脾、胃经，能祛风湿、通经络、强腰膝、除痹痛、壮肾阳。对急慢性风湿性关节炎、坐骨神经痛、腰肌劳损、肥大性脊椎炎、外伤性关节炎均有良好的镇痛作用。据现代医学研究，丁公藤内含丁公藤甲素、东莨菪内酯，有较强的发汗作用，虚弱者慎用，孕妇忌服。

# 温肾助阳用丁香

相传，唐代著名的“宫廷诗人”宋之问，在武则天掌朝时曾充任文学侍从。宋之问认为自己长得仪表堂堂，出类拔萃，诗文也作得好，应该受到武后的宠爱。可是武后却一直未曾垂青，自己被冷落，又不甘心。于是写了一首艳诗献给太后，以期获得武则天

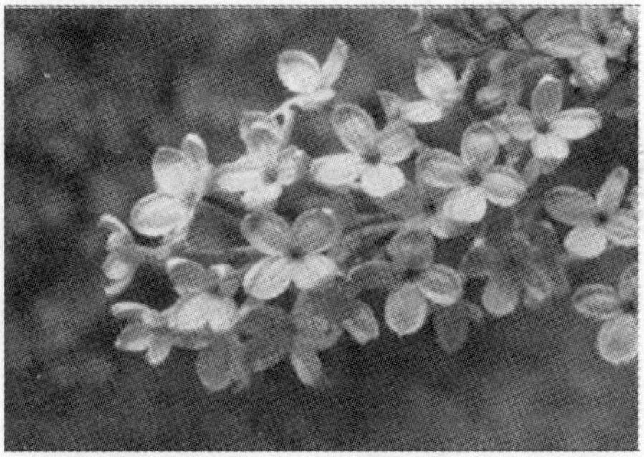

的重视。然而武则天读后，竟一笑置之，并说：“宋卿哪方面都不错，就是不知道自己有口臭的毛病。”宋之问听说后羞愧无比。从此，人们就经常看见他口含鸡舌香，以解其臭。

丁香被认为是我国古代的口香糖。在我国古代，由于缺乏科学的口腔保健知识和有效方法，患口臭者十分普通。据记载。我国汉代百官在皇帝面前奏事或回答问题，嘴里就必须含嚼丁香。此方法现在也可参考，且疗效甚佳，口臭者不妨一试。丁香由于其形状像钉子、有强烈的香味而得此名。

丁香，又名鸡舌香、丁子香、支解香等，为双子叶植物药桃金娘科植物丁香的花蕾。味辛、性温，归脾、胃、肺、肾经，具有温中降逆、温肾助阳的功能。主治呃逆、呕吐、反胃、痢疾、心腹冷痛、痃癖、疝气、癣症。

# 蛇伤七叶一枝花

很久以前，在一个小山村里，有一对年老的夫妇，养育了七个儿子和一个女儿，生活虽不富裕，但全家相处和睦，日子过得美满幸福。有一年，村里突然出现了一条大蟒蛇，经常吞食鸡犬牛羊，人有时也难以幸免，村民们过着提心吊胆的日子。这时，这对老夫妇的儿子们挺身而出，为民除害。不幸的是，蟒蛇未除掉，而七兄弟全部葬身蟒腹。老夫妇的女儿为了替哥哥们报仇，苦练武艺，穿上用绣花针编织的衣服，再一次与大蟒蛇进行了生死搏斗。结果，悲剧重演。但是，由于蟒蛇吞进了用绣花针编织的衣服，刺痛难受，最终魂归西天了。一度惶惶不安的山村，也终于恢复了昔日的宁静和欢乐。

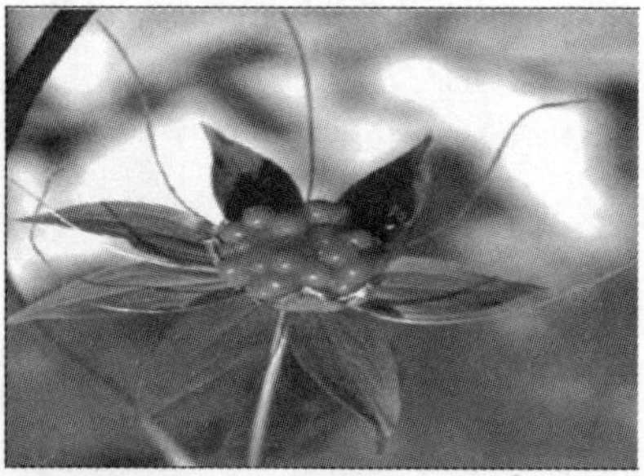



然而，对于失去儿女的这对老夫妇来说，欣慰之余，却是极大的悲痛。在大蟒蛇葬身的地方，人们常常看到老夫妇孤苦凄凉的身影。事隔不久，在大蟒蛇葬身的地方，竟生长出一棵植物，共有七片叶子，顶端还开着一朵黄绿色的花，十分奇异，无人知其名。这对老夫妇就将这棵植物采回家，碰到有人被毒蛇咬了，就将它涂敷到伤口上，十分灵验。久而久之，这种不知名的植物便成了专治毒蛇咬伤的草药。由于它长有七片叶子和一朵花，很容易就让人想起为斩除蟒蛇而牺牲的八兄妹，于是，后人就称它为“七叶一枝花”。

七叶一枝花，又名蚤休、重楼、金盘托荔枝等，为百合科(延龄草科)植物七叶一枝花的根。味苦，性寒，有小毒，归心、肝、肺、胃、大肠经。能清热解毒，消肿止痛，可治毒蛇咬伤。

# 大补元气人参好

很久以前，深秋的一天，有两兄弟想要进山去打猎，好心的老人们劝他们说："马上就要下雪，别进山啦！万一碰上大雪封山，你们就下不了山了。"可他俩凭着自己年轻力壮，不听老人劝，带上弓箭刀叉，就进山打猎去了。

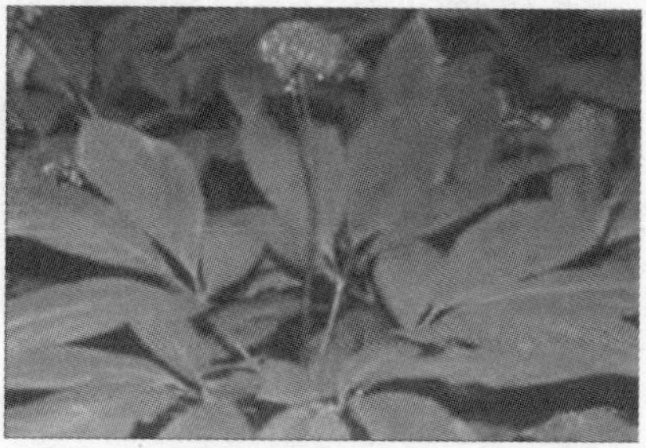

进山后不久，天开始下雪，接着很快就大雪封山了。两人没办法，只好躲进一个山洞。他们除了在山洞里烧吃野物充饥，还到洞旁边挖些野生植物来改善味口。他们发现有一种外形很像人的东西味道很甜，便挖了许多，把他们当水果吃。不久，他们便发觉，这种东西虽然吃了浑身长劲儿，但是吃多了会流鼻血。为此，他们每天只吃一点点，不敢多吃。有时天气放晴，他们就踏着厚厚的积雪，到附近打些野物。转眼间冬去春来，冰雪消融，兄弟俩扛着许多猎物回家了。

村里的人见他们还活着，就问他们在山里吃了些什么。他们简单地介绍了自己的经历，并把带回来的几枝植物根块给大家看。村民们一看，这东西很像人，却不知道它叫什么名字，有个德高望重的白须长者笑着说："它长得像人，就叫它人生吧！"入药后改称"人参"。

人参，又名长寿果、凤果等，为五加科植物之根。味甘、微苦，性温，归脾、肺经，大补元气，复脉固脱，补脾益肺，生津止渴。用于自汗暴脱、惊悸、健忘、眩晕头痛、阳痿、尿频、消渴、妇女崩漏、小儿慢惊及久虚不复，一切气血津液不足之证。

# 凉血止血数大蓟

相传庞统在三国时期的一次战斗中身中数箭，血流如注，摔于马下。士兵中有知医识药者，忙从道旁扯来一把草药，揉搓后塞入他的伤口，很快便止住了血。这种草药枝枝直立，高逾尺许，开着紫红色的小花，这便是大蓟。

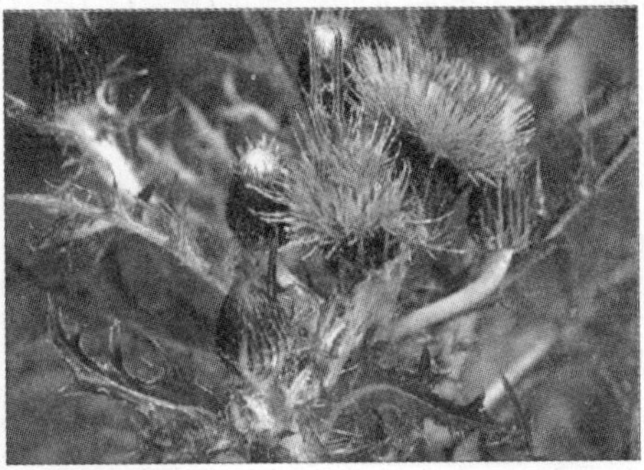



另有一则关于大蓟的传说：凯撒大帝为了帮助战争中身患疾病的士兵，求助于天神。天神派遣天使下凡对凯撒说："箭射到之处所长的草，都可以采来给士兵吃。"凯撒听从了天使的指示，将那些被箭射土地所长的草采来给士兵吃下，结果他们都痊愈了，这种草就是"大蓟"。

大蓟在西方是一种颇受尊崇的植物。在西方，被称为"受祝福的蓟"的花种，相传是圣母玛利亚取下将基督钉在十字架上的钉子，埋在地下长出来的植物。

大蓟，又名将军草、飞廉叶、马蓟等，为菊科植物大蓟的地上部分或根。味甘，性寒，归心、肝经，入血，能升能降，可散可收，具有凉血止血，散瘀消肿的功效。主治咯血、吐血、衄血、便血、尿血、崩漏下血、损伤出血、疮疡肿痛、瘰疬、湿疹、汤火伤等症。

# 止血消肿三七强

传说，一位美丽善良的仙子来到人间，教人们种植。有一天，仙子正在地里劳作，突然一只大黑熊朝她扑来，正在这千钧一发之际，一位叫卡相的苗族青年一箭射死了这只黑熊。卡相家里很穷，妈妈患病多年，无钱医治。仙子为报救命之恩，便对卡相说：“后山坡有一种

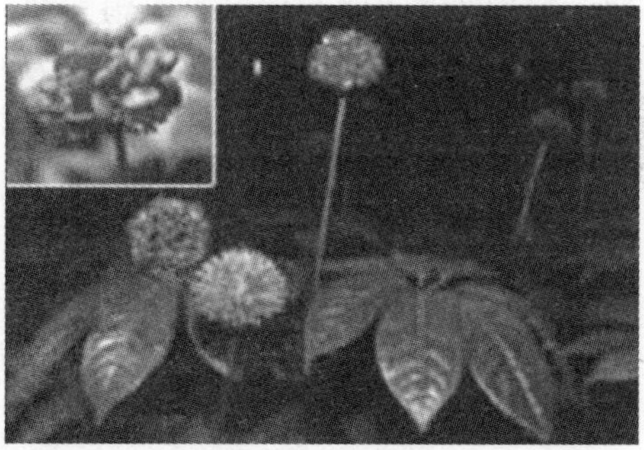

草药，叶像我的长裙，枝似我的腰带，可以治疗阿妈的病。”卡相按其指点，果真找到了这种草药，妈妈吃了几次，病真的好了。

后来，卡相又用这种草药治好了不少乡亲们的疾病。乡亲们为表示感激，纷纷来到卡相家道谢，并问这是什么药。仙子笑盈盈地说：“大家拿一株数数看，枝有几枝？叶有几片？”大家一数，发现枝有三枝，叶有七片，一个聪明的姑娘立即叫了出来“三七”。从此，这种药材以“三七”的名称流传至今。

三七，又名菊三七，田七、金不换等，为五加科植物三七的根茎。味甘、微苦，性温，归心、肝、脾经，能止血散瘀，解毒消肿。由于止血定痛作用神效，故有“止血金不换”之称。现代药理研究表明，三七除有较强的止血作用外，还可明显增加冠状动脉血流量，降低心肌收缩力，减慢心率，减少心肌耗氧，并可降低血管通透性，增加毛细血管的抗力，有强心、降压的作用。

# 杀虫解毒土茯苓

从前有个员外，家里仅有一个女儿，名叫小玲。员外雇了一个壮实小伙子料理家务，叫小伏。这人很勤快，员外的女儿暗暗喜欢上了他。不料员外知道后，非常不高兴，认为两人门不当户不对，不能联姻。于是准备把小伏赶走，还把自己的女儿关起来，并托媒把她许配给一个富家子弟。小伏和小玲得知此事后，两人便一起从家里逃了出来，住进了一个小村庄。



后来小玲得了风湿病，常常卧床不起，小伏日夜照顾她，二人患难相依。有一天，小伏进山为小玲采药，忽见前面有只野兔，他用箭一射，射中了兔子后腿，但兔子带着伤跑了。小伏紧追不舍，兔子竟忽然不见了。他四处寻找，发现在山坡草地旁边一棵树上插着他的那支箭。于是，小伏拔出箭，却发现在棕黑色球体表皮裂口处露出了白色的东西。他把这种东西挖回家，做熟了给小玲吃。第二天，小玲就觉得身体舒服多了，小伏非常高兴，便经常挖这些东西给小玲吃，小玲的风湿病也渐渐痊愈了。这种药是小玲和小伏最先发现的，人们就把它称为“茯苓”。后来为了不和松树真菌类茯苓相混，便把这种茯苓改称“土茯苓”。

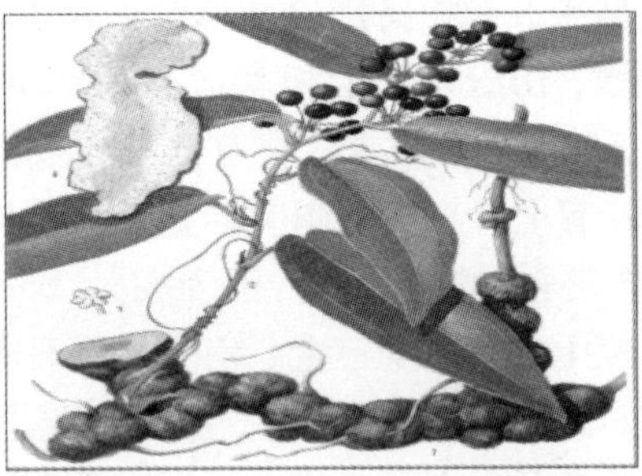

土茯苓，又名禹余粮、山地栗、过冈龙等，为百合科多年生常绿攀缘状植物土茯苓之根。味甘、淡，性平，入肝、胃、脾经，杀虫解毒，祛风利湿。治疗梅毒、淋浊、筋骨挛痛以及脚气、疔疮、痈肿、梅毒及汞中毒所致的肢体拘挛，筋骨疼痛。

# 健脾补肾话山药

相传很久以前，有两个国家发生了战争。强的那个国家把弱的打败了。弱国军队丢盔弃甲，一败涂地，强国军队乘胜追击，占领了弱国许多土地。最后弱国军队只剩下几千人马，逃进了一座大山。强国军队几次进攻都未取胜，于是，他们便将这座山团团包围。他们心想：如果包围了这座山，弱国军队便难以突破，人不得食，马不得草，用不了多久就会出山投降，不然就得活活饿死。于是，便围而不攻，坐等敌军投降。

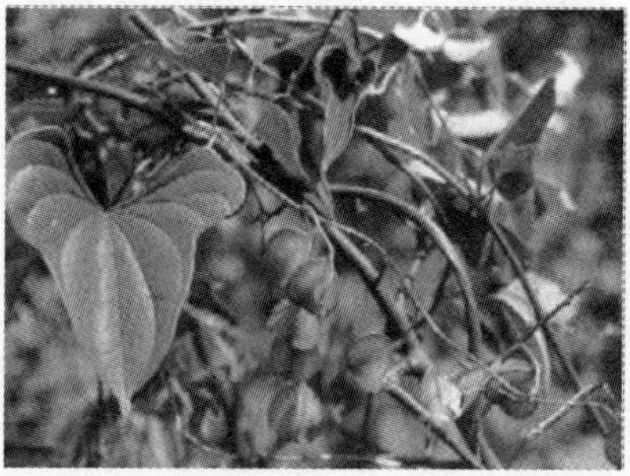

一晃 7 个多月过去了，到了第 8 个月，强国的指挥官算定敌军已死过半，便放松警惕，整天饮酒作乐，士兵们也卸甲歇息，只等再围数月后上山收尸。

一个夜晚，强国军队正在蒙头甜睡，突然，从山中冲出一支人强马壮的军队，直杀强国大营。结果强国被杀得尸横遍野，弱国转败为胜，把失去的国土全部夺了回来。弱国军队被困大半年，内无粮草，外无救兵，怎么没有饿死反而兵强马壮呢？原来他们吃了山上夏天开白花的一种草根。他们称它为“山遇”，意思是困在山上缺吃时遇到了它。后来，在食用中发现，它不但能填饱肚子，而且还能健脾补肾。于是就将“山遇”改名为“山药”了。

山药，又名怀山药 、淮山药 、土薯等，为薯蓣科植物干燥根茎。味甘，性平，归脾、肺、肾经。具健脾补气养肺，止泻涩精功效。既可食用，又能药用，是健脾补肾的佳品。

# 消食降脂选山楂

相传山东境内有座驼山，山脚下有位姑娘叫石榴。她美丽多情，爱上了一位名叫白荆的小伙子，两人同住一山下，共饮一溪水，情深意厚。

不幸的是，石榴的美貌惊动了皇帝。皇帝派人抢走了她并强迫其为妃。石榴宁死不从，骗皇帝说要为母守孝一百天。皇帝无奈，只好找一幽静院落让其独居。

石榴被抢走以后，白荆追至南山，日夜伫立山巅守望，日久竟化为一棵小树。石榴逃离皇宫寻找到白荆的化身，悲痛欲绝，扑上去泪如雨下。



悲伤的石榴也幻化为树，并结出鲜亮的小红果，人们叫它“石榴”。皇帝闻讯命人砍树，并下令不准叫“石榴”，叫“山渣”，山中渣滓，但人们喜爱刚强的石榴，称她为“山楂”。

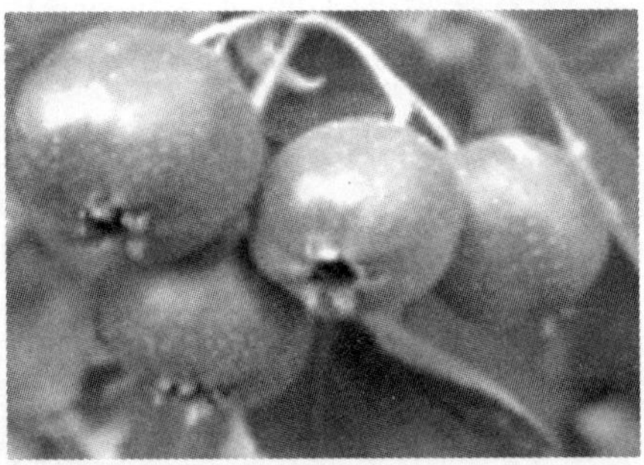

山楂，又名山里红、棠棣、绿梨等，为蔷薇科植物山里红的干燥成熟果实。味酸、甘，性温，归脾、胃、肝经，消食降脂，破气行瘀。用于肉食积滞，腹痛泄泻，产后瘀阻，疝气疼痛。现代医学认为山楂还有增强免疫力，降血脂，降血压，抗氧化和抗肿瘤的作用。

# 肾虚腰痛山茱萸

春秋战国时期，诸侯战乱频繁。当时太行山一带属赵国，山上村民大都靠采药为生，但必须把采来的名贵中药向赵王进贡。有一天，一位村民来给赵王进贡药品“山茱萸”，在当时叫“山萸”，谁知赵王见了大怒说：“小小山民竟敢将此俗物当贡品，岂不是小看了本王，退回!”这时，一位姓朱的御医急忙走了过去，对赵王说：“山萸是种良药，这位村民听说大王有腰痛痼疾，才特意送来的。”赵王却说：“寡人用不着什么山萸。”进贡的村民听后只好退出。朱御医见状忙追赶出来说：“请把山萸交给我吧！赵王也许终会用上它的。”村民将山萸送给了朱御医。三年后，山萸在朱御医家中长得十分茂盛。他采收、晾干，并保存起来，以备使用。有一天，赵王旧病复发，腰痛难忍，坐卧不起。朱御医见状，忙用山萸煎汤给赵王治疗。赵王服后，症状大减，三日后逐渐痊愈。赵王问朱御医：“你给我服的是什么药?”朱御医回答：“此药就是当年村民进贡的山萸。”赵王听后大喜，下令大种山萸。赵王为表彰朱御医的功绩，就将山萸更名“山朱萸”。后来为了表明这是一种草，人们又将“山朱萸”写成现在的“山茱萸”。

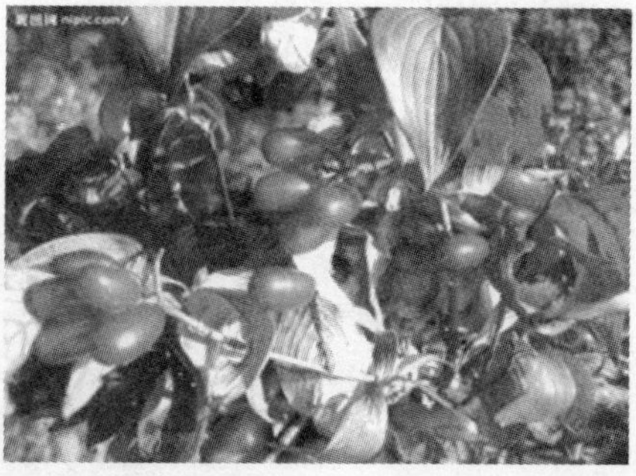

山茱萸，又名山萸肉、药枣、枣皮等，为落叶灌木或小乔木山茱萸的成熟果实。味涩，性微温，入肝、肾经。能补益肝肾，固精敛汗。本品还有利尿、降压抗菌、升高白细胞、抗组胺等作用。

# 清热治痢马齿苋

从前有户人家，户主早殁，留下老太太当家。膝下有三个儿子，两个大的都娶了媳妇，只有三儿子年幼，尚未婚配，但老太太也给他买了个童养媳。

童养媳只有 14 岁，在家中倍受虐待，整天穿破的，吃剩的，干又脏又累的活。就这样婆婆还十分讨厌她，动不动就打骂一通。大哥大嫂也不善，常常拨弄是非，挑唆婆婆打她。二哥自忙活计，无暇管事，只有二嫂心眼好，遇事总护着她，想法子劝解。

有一年，村里流行痢疾，许多人因无药可医而死。不久，这童养媳也闹开了肚子。大嫂怕染病上身，就对婆婆说："这死丫头害病，不能干活了，还会传染人，快把她赶走算了。"婆婆一听，觉得在理，但又心痛已花出的钱，况且万一病好了，不是还能让她多干点活吗。于是，就把童养媳赶到菜园中的茅棚里。



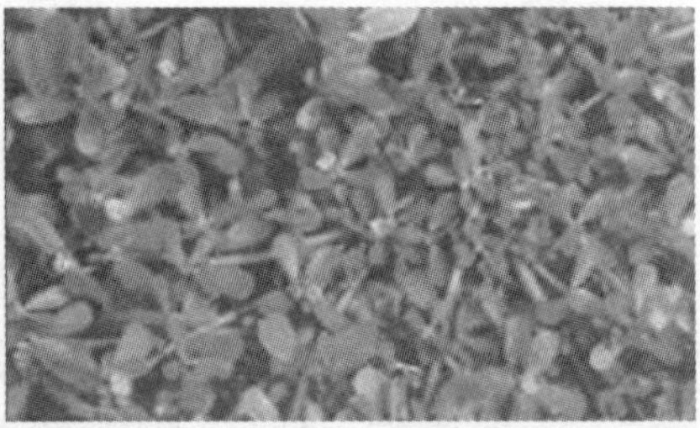

可怜的童养媳十分难过，被关在茅棚里没吃没喝，直饿得两眼昏花。只好从地边拔了许多野菜充饥，可吃了两天，病竟然好了。善良的童养媳便把这种野菜挖来给乡亲们吃，结果一个个患痢疾的人都被治好了。因野菜叶似马齿，人们便将它取名"马齿菜"。

马齿苋，又名马齿草、马齿菜、瓜子菜等，为一年生肉质草本植物。味酸，性寒，入心、肝、脾、大肠经。能清热解毒，为治痢良药。具有散血消肿的功效，能治热痢脓血、热淋、血淋、带下、痈肿恶疮、丹毒等。对多种细菌都有强效抑制作用，有"天然抗生素"的美称。

# 止血消肿用马勃

从前，有个放猪娃，名叫马勃。一年夏天，马勃和几个孩子到荒山割草。有个孩子一不小心腿肚子被树枝划破了，鲜血直流。那孩子痛得直哭，别的孩子也吓慌了。马勃却说："别哭，你把伤口按住，等我给你治。"他在山坡上东转西转，找到了一个灰褐色的包样东西。马勃把灰包往那孩子的伤口上一按，然后用布条扎紧，便把他背回了家。过了三天，那孩子揭开一看，伤口不仅没化脓，而且还长出了新鲜的嫩肉，再过两天，伤口全好了。

人们问马勃："你小小年纪，怎么知道那东西止血？"你们看，马勃卷起裤腿，露出一道伤疤，"这就是大灰包治好的。""谁教你的？""我自己"，马勃说："有一回在山上砍柴，一没留神，腿被刀砍了，血流不止，疼得直冒汗。正在这时我看见身边有个大灰包，急忙用它按住伤口，当时就止住了血，过了几天，伤口也长好了。以后，不管手划破了，还是脸碰破了皮儿，我都去找大灰包来治。"



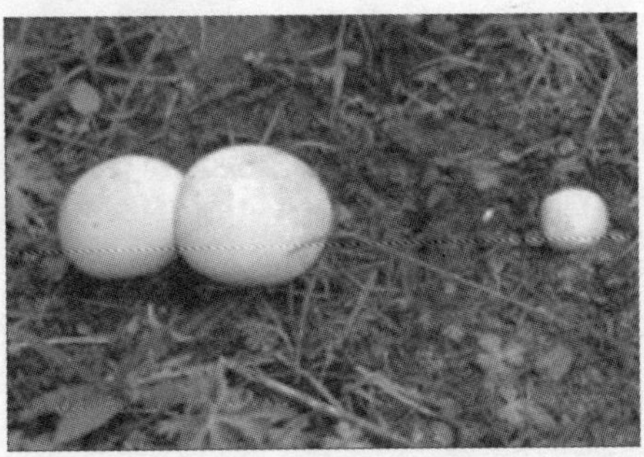

从此以后，人们就传开了，凡是有外伤的就找马勃，找不到马勃，就到山上找大灰包。日子一久，马勃便成了大灰包的名字。由于它的用途越来越多，后来就成了一味有名的中药。

马勃，又名牛屎菇、马蹄包、灰包菌等，为马勃菌的子实体。味辛，性平，无毒，归肺经。能清肺利咽，解毒止血，治喉痹咽痛、咳嗽失音、吐血、衄血、外伤出血。

# 牵机毒药马钱子

五代十国时南唐最后一个皇帝李煜，世称“李后主”。在历代帝王中，他是最有才华的一个，又是结局最为悲惨的一个。

公元976年，李后主被俘降宋。囚禁中，他常思念宫阙，回忆往事。在一个中秋之夜，他仰望空中明月，触景生情，勾起了满腹的丧权之耻和亡国之恨，提笔写下了“春江秋月何时了，往事知多少？小楼昨夜又东风，故国不堪回首月明中！雕栏玉砌应犹在，只是朱颜改。问君能有几多愁？恰似一江春水向东流。”这首词。宋太宗赵光义知道后大为恼火，认为他想要复辟，于是赐给他“牵机药”自毙。李后主服了此药，腰直不起，头足相就，状如牵机而死。



由于马钱子对中枢神经系统亲和力强，解离难，服过量会因颈项僵硬、呼吸急促、麻痹而死亡。李后主就是因为服用了大量的马钱子泡的药酒“牵机药”，酒助药力，引起强直性惊厥，全身抽搐而亡。

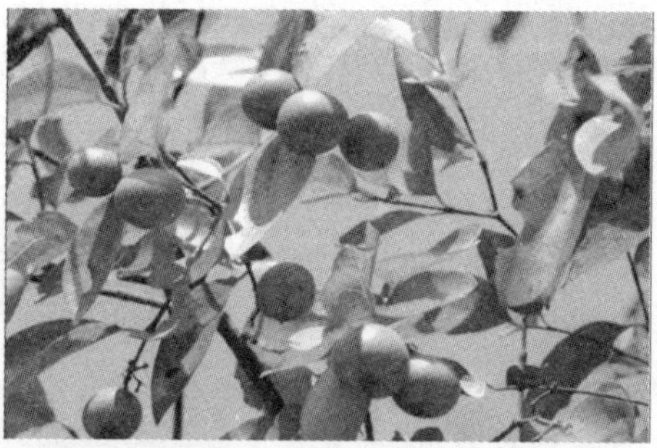

马钱子，又名番木鳖、苦实、大方八等，为马钱科马钱的种子。味苦，性寒，有大毒，归肝、脾经。经炮制后方能入药，有通经活络、消肿散结和止疼消痛的功效。如不经炮制，会引起中毒，导致死亡。

# 活血行气说川芎

相传，药王孙思邈带领徒弟到四川青城山上采药，他们在混元顶青松林休息时，发现一只雌鹤带着几只小鹤在山谷里的小河里嬉戏，可没多大一会儿，它便低下头来，不断哀鸣，且两腿颤抖不已，翅膀和尾巴也下垂了——雌鹤生病了。

药王孙思邈见此情景，知道这鹤患了急病。第二天，他又领着徒弟去那里想看个究竟，只听得雌鹤在巢内不断发出呻吟声。过了一会儿，只见从混元顶飞来几只白鹤，从它们嘴里掉下几片叶子，像胡萝卜叶似的，药王叫徒弟捡起来保存好。第三天，他们又见白鹤从混元顶飞来，嘴里又掉下几朵小白花，还有一些节状的拳形团块，他们都捡起来保存好。原来白鹤是在给病鹤衔药草治病。没过几天，雌鹤病好了，又领着小鹤在水中嬉戏。

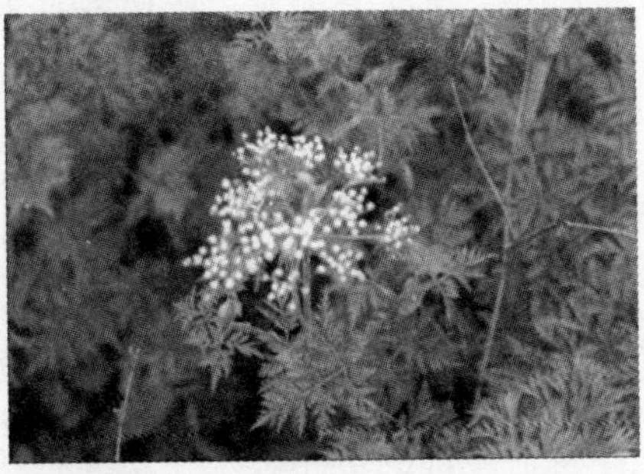

药王带领徒弟拿着药草样，到混元顶采集这种药草，经过品尝和临床试验，发现它具有活血通经、祛风止痛的作用。药王孙思邈感慨地吟了一首诗："川西青城天下幽，神仙洞府第一流。奇草仙鹤巧衔递，来自穹苍顶上药。"吟完诗后，药王给这种药草起名叫"川芎"。

川芎，又名山鞠穷、京芎、贯芎等，为多年生草本植物川芎的根茎。味苦、辛，性温，归肝、胆、心包经。有特殊香味和麻凉感。能活血行气，祛风止痛。用于安抚神经，正头风头痛，症瘕腹痛，胸胁刺痛，跌扑肿痛，头痛，风湿痹痛。

# 滋肝养肾女贞子

从前有个善良的姑娘叫贞子，嫁给了一个老实的农夫。两人都没了爹娘，同命相怜，却也十分恩爱地过日子。哪知天有不测风云，婚后不到三个月，丈夫便被抓去当兵，任凭贞子哭闹求情，丈夫还是被强行带走了。

丈夫一走就是三年，音信全无。贞子整日以泪洗面，盼着丈夫能早日归来。一天，同村一个当兵的逃了回来，带来了她丈夫已战死的噩耗。贞子当即昏死过去。乡亲们把她救过来后，她还是一连几天不吃不喝，一心求死。这一打击让她本来羸瘦的身体更加虚弱，这样过了半年，她的身体终于垮了。



临死前，贞子睁开眼拉着邻居二姐的手说："好姐姐，我没父母没儿女，求你给我办件事。"二姐含泪点头。"我死后，在我坟前栽棵冬青树吧！万一他活着回来，这树就证明我永远不变的心意。"贞子死后，二姐按她的遗言做了，几年后冬青树枝繁叶茂。

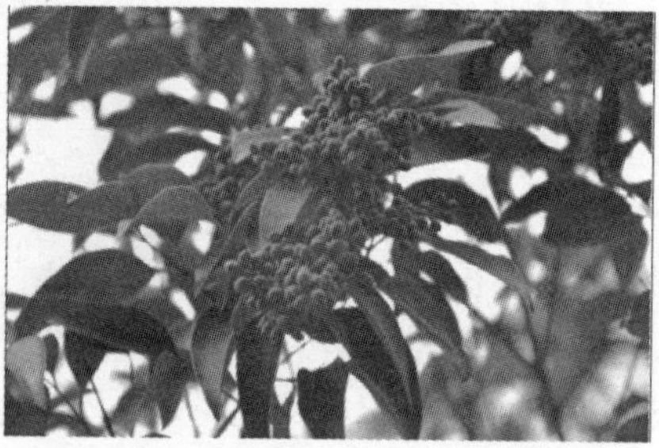

有一天，贞子的丈夫奇迹般地回来了。二姐把贞子生前的情况讲了，然后带他到坟前。他扑在坟上哭了三天三夜而亡，泪水洒遍了冬青树。神奇的事情发生了，贞子坟前的冬青树不久竟开了花，还结了许多果子。人们为纪念这对夫妻忠贞的感情，就给这果实取名叫"女贞子"。

女贞子，又名女桢、女贞实、冬青子等，是冬青树的种子。味苦，性平，归肝、肾经。滋养肝肾，明目强腰，乌发明目。用于眩晕耳鸣、腰膝酸软、须发早白、目暗不明。

# 明目止痒千里光

很久很久以前，有一户住在深山里的人家，他们有两个可爱的女儿，一个叫美美，一个叫冬冬。但是两个女儿刚出生的时候，眼睛都不太好使，看不到远处的东西，而且总是喜欢流眼泪。老两口求了很多名医，用了很多药都没有效果，直到后来遇见一个百岁老人。老人教他们用一种黄色的不起眼的小花儿煮水，用冒起来的热气来熏孩子的眼睛，从此美美和冬冬就都有了一双明亮又美丽的大眼睛。相传她们俩可以看到千里之外，于是人们就称这种植物叫做“千里光”。

还有一种说法是，美美和冬冬的房子外都长满了这种黄色的小野花，有一天，姐妹俩到山里采药的时候迷了路，天黑了，到处都是漆黑一片，但是姐妹俩很勇敢，并没有坐在那里哭泣，而是不停地走啊走，因为她们相信总会找到回家的路的。终于，她们看到远处有黄色耀眼的亮光，于是她们忍着饥渴劳累向那些亮光走去，竟一直走到了自己的家。原来那些亮光就是屋子外面的不起眼的小黄花发出来的，它们的光在漆黑的夜里一直可以亮到千里之外，于是千里光的名称就这样延续下来了。

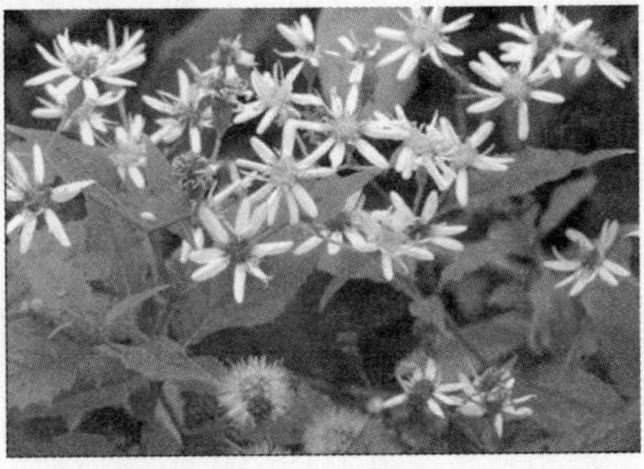

千里光，又名九里明、九里光、九龙光等，为菊科植物千里光的地上部分。味苦，性寒，归肺、肝、大肠经。具有清热解毒、明目、止痒等功效。多用于风热感冒、目赤肿痛、泄泻痢疾、皮肤湿疹疮疖。

# 强筋活血选牛膝

从前有一郎中，采药行医多年，后来年纪大了，就收了几个徒弟，一边采药为人看病，一边传授医术给徒弟们，几个徒弟学习也很刻苦。但徒弟们的思想品德如何，郎中心里还没个底。郎中深知，要做一名有声望的医师，精湛的医术是必需的，但更重要的是还要有高尚的医德。看来要把治病救人的真本事传下去，还得对几个徒弟进行一番试探。

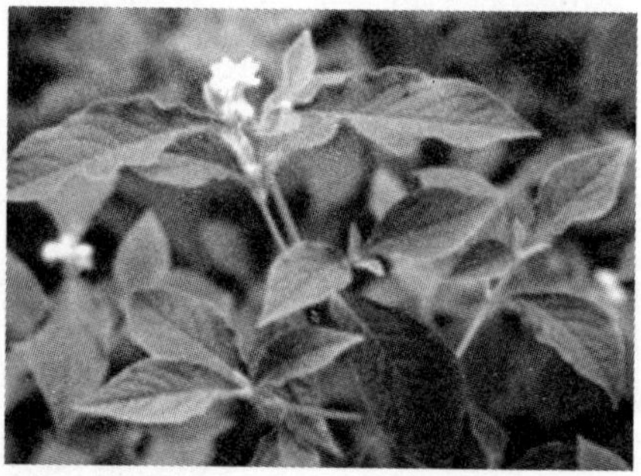

有一天，郎中把几个徒弟叫到一起，语重心长地对他们说："我现在年纪大了，身体又差，以后再也不能采药行医了。你们几个跟了我好几年，也学会了不少的采药、制药以及看病的医术，现在你们自谋生路去吧！"

徒弟们离开后，郎中即带着行李流落街头。最小的徒弟得知后，连忙把师傅请到自己家里。"师傅如父母，徒弟供养理所当然，您老人家尽可放心！"小徒弟对师傅说。在小徒弟家没住够三天，郎中就病倒了，小徒弟守候床前，里外侍奉着，像对亲生父母一样孝顺，郎中看他诚心实意，表里如一，心里不由暗自高兴。病好后，郎中把小徒弟叫到跟前，解开贴身的小包，拿出一种草药对小徒弟说："这是一种补肝肾强筋骨的草药，我现在就传你吧！"不久，郎中去世了，小徒弟为其安葬送终。后来小徒弟就靠师傅传下的秘方，成为了一个德高望重的郎中。但这种药草叫什么名字，师傅也没说。小徒弟见其形状特别，茎上有棱节，很像牛的膝骨，就给它起了个药名叫“牛膝”。

牛膝，又名牛夕、牛基、山苋菜等，为苋科植物牛膝的干根。味苦、酸，性平，归肝、肾经。生用活血散瘀，酒制补肝肾，强筋骨。主治风湿痹痛、跌打伤痛、各种神经性疼痛。

# 平肝熄风话牛黄

一天扁鹊为邻居阳文治疗中风偏瘫，这时，门外传来一阵喧闹声。扁鹊问其究竟，原来是阳文家中养的一头十几年的黄牛，不知何故，近两年来日见消瘦，以致不能耕作，故阳文的儿子阳宝请人把牛宰杀了，竟发现牛胆里有块石头。扁鹊对此很感兴趣，叮嘱阳宝把石头留下，以便进一步研究。阳宝笑着说："先生莫非想用它做药？"扁鹊一时也答不出来，随手把结石和桌上的青礞石放在一起。

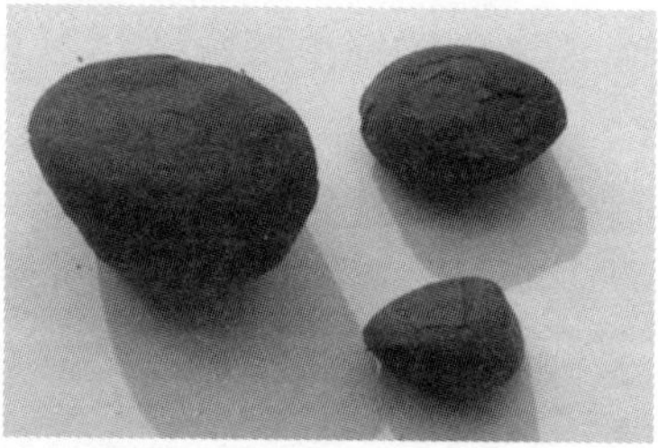

不久，阳文的病又发作。扁鹊赶到时，只见阳文双眼上翻，喉中碌碌痰鸣，肢冷气促，十分危急。他一边扎针一边叮嘱阳宝："快！去我家桌上把青礞石拿来！"阳宝气喘吁吁地拿来药，扁鹊也未细察，很快研为细末，取用5分给阳文灌下，不一会，阳文停止了抽搐，呼吸平稳，神志清楚。扁鹊回到家中发现青礞石还在桌上，而牛结石不见了，忙问家人："何人动了结石？"家人回答说："刚才阳宝过来取药，说是您吩咐的呀！"这个偶然的差错却给扁鹊带来了深思："难道牛的结石也有豁痰定惊作用？"于是，第二天他有意识地将阳文的中药里的青礞石改换为牛结石。三天后，阳文病势奇迹般地好转，不但止住了抽搐，连偏瘫的肌体也能动弹几下，喜得阳宝连声称谢。

牛黄，又名西黄、犀黄、丑宝等，为牛科动物牛的胆囊结石。味苦、甘，性凉，归心、肝经。能清心开窍，镇肝熄风。多用于治疗急性热病、神昏、抽搐等。

# 肝风头痛用天麻

相传远古的时候，荆山深处有一个部落，住着百十户人家，过着安居乐业的生活。这一年，部落里突然流行起一种奇怪的疾病。这种病一旦缠身，便头痛欲裂，严重的甚至四肢抽搐，半身瘫痪。部落里的人们拜佛求医，但都不见效果 。

部落首领平时会弄点草药给人们治治头痛脑热，但见人们被这种病魔折磨而自己又束手无策，心中十分难受，就决心去求访名医，寻找治愈这种病的药物和方法。

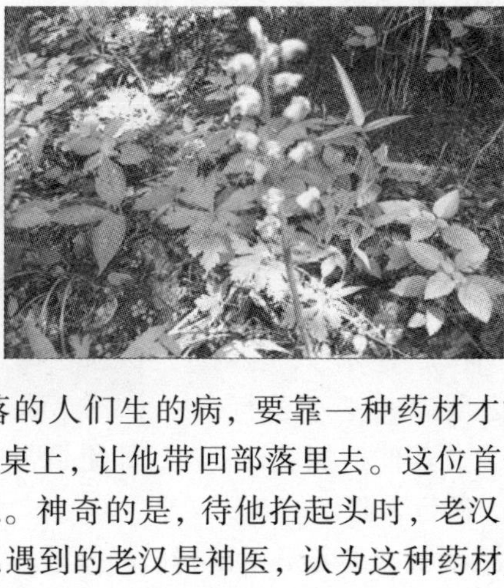

这位首领听说五道峡有位神医能治疗这种病，于是带了干粮就披星戴月，向五道峡进发。一路上山道崎岖，奇峰插云，这位首领吃尽千辛万苦，终于攀上了五道峡。突然，洞内走出来一位老汉，老汉笑哈哈地告诉他部落的人们生的病，要靠一种药材才能医治。药材已准备好，就放在石桌上，让他带回部落里去。这位首领躬身下拜，感谢老汉的救命大恩。神奇的是，待他抬起头时，老汉已不见了踪影。这位首领知道自己遇到的老汉是神医，认为这种药材是天赐之物，于是就把它叫做“天麻”。

天麻，又名明天麻、水洋芋、赤箭等，为多年生的草本天麻块茎。味甘，性微寒，归肝经。能息风止痉，平抑肝阳。专治肝阳上亢所致的头晕目眩，半身麻痹瘫痪导。

# 通乳消肿王不留

相传西晋文学家左思的妻子产后乳汁不下，婴儿饿得哇哇叫，左思正欲外出寻求催乳良方，忽然听到山外传来歌声“穿山甲，王不留，妇人服后乳长流……”左思急忙来到山上，原来歌者是位民间医生，他告诉左思，这两味中药是他家的祖传秘方，凡产妇无乳，服之非常灵验。

左思带上医生所配的药粉，赶回家中，用甜酒给妻子冲服，果然很快见效，乳汁源源不断。左思感慨万分，便吟诗咏药，使灵验的药方广为流传。他在诗中写道：“产后乳少听我言，山甲留行不用煎。研细为末甜酒服，畅通乳道如井泉。”

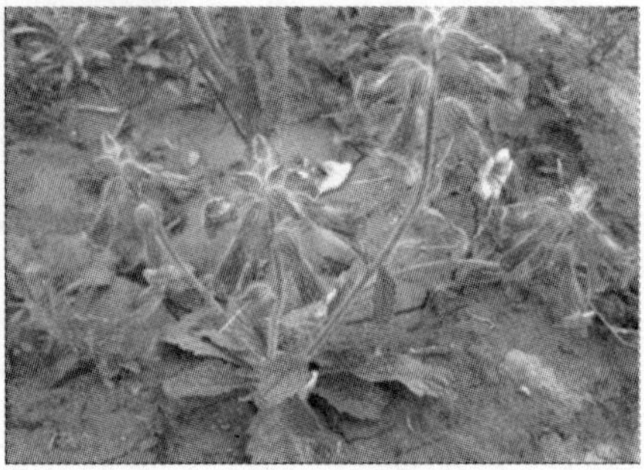

明代医药学家李时珍在《本草纲目》中也引用了“穿山甲，王不留，妇人服后乳长流”这首歌谣。他说，由此可见，王不留行的特性就是“行而不住也”。还有人强调说，之所以叫王不留行，是因为此药使产妇乳汁长流，即使是帝王也不能使其停留，仍然源源不断，通行无阻。

王不留，又名王不留行、留行子、王牧牛等，为石竹科植物麦蓝菜的干燥成熟种子。味苦，性平，归肝、胃经。能活血通经，通乳消肿。用于痛经，经闭，乳汁不下，乳痈。

# 活血调经月季花

传说，王母娘娘过生日，邀请各路仙人来天宫宴会。单说月季花仙子采了满满一篮子月季花，作为献给王母娘娘的寿礼。在她驾祥云赶赴天宫的途中，路过莱州云峰山时见此处山清水秀，风景诱人，动了玩心，便降下祥云，在山上玩耍起来。她玩得很开心，还放下花篮，一边采集各种野花，一边扑蜂捉蝶。

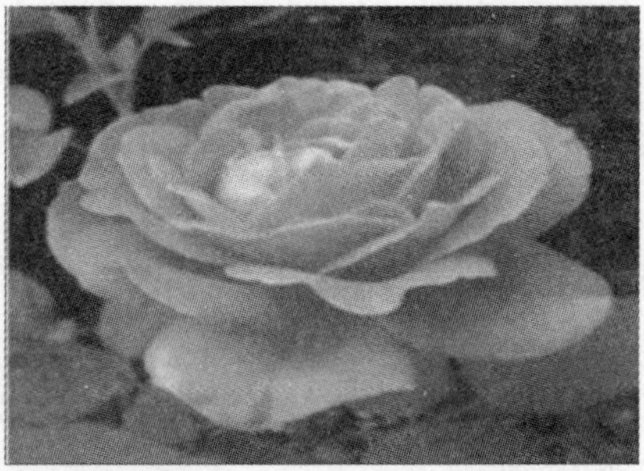

过了一会儿，她才忽然想起拜寿的事儿，于是赶快回到放花篮的地方。"天啊!"她大叫一声。原来，那些月季花早已经生根发芽了。她想上前把花拔起来，却被花刺扎了手，只好懊悔地来到天宫。各路仙人正在献礼品，轮到月季仙子了，她慌忙跪下，诉说了刚才发生的事情。王母娘娘大怒，大声喊道："呔！大胆的月季仙子，玩心太大！来呀，把她赶出南天门，贬下凡间。待修炼千年，方可再成仙子。"

月季仙子下凡后，到莱州找到了月季花，并嫁给了一个年轻的穷花匠。从此，小俩口精心培育月季花。经她侍弄的月季，花开得格外水灵，什么颜色的花朵都有。月季花月月开，人们都非常喜爱，"莱州月季"逐渐遍布了全国。

月季花，又名月月红、四季花、胜春等，为蔷薇科常绿植物月季花之花。味甘、性温，入肝、肾经。有活血调经、消肿解毒、止咳化痰之功效。由于月季花的祛瘀、行气、止痛作用明显，故常被用于治疗月经不调、痛经等病症。

# 活血祛瘀选丹参

相传很久以前，东海岸边的一个渔村里住着一个叫阿明的青年。从小丧父，与母亲相依为命，因自幼在风浪中长大，练就了一身好水性，人称“小蛟龙”。有一年，阿明的母亲患了妇科病，经常痛经、经闭，请了很多大夫，都未治愈，阿明一筹莫展。正当此时，有人说东海中有个无名岛，岛上生长着一种花开紫蓝色、根呈红色的药草，以这种药草的根煎汤内服，就能治愈其母亲的病。阿明听后，喜出望外，阿明救母心切，毅然决定出海上岛采药。

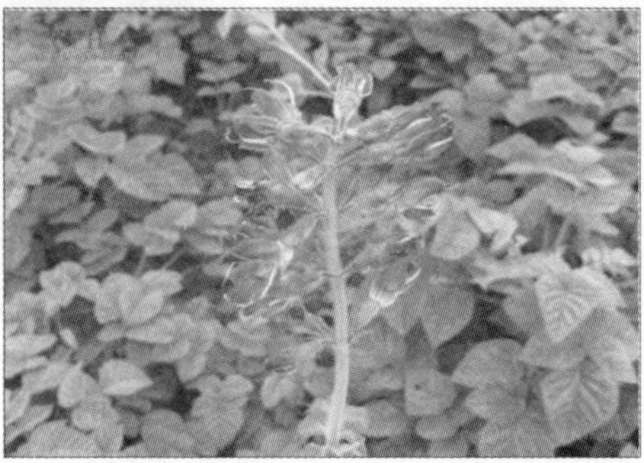

第二天，阿明就驾船出海了。他凭着高超的水性，绕过了一个个暗礁，冲过了一个个激流险滩，终于闯过“鬼门关”，顺利登上了无名岛。上岸后，他四处寻找那种开着紫蓝色花、根是红色的药草。每找到一棵，便赶快挖出其根，不一会儿就挖了一大捆。回村后阿明每日按时侍奉母亲服药，母亲的病很快就痊愈了。

村里人对阿明冒死采药为母治病的事，非常敬佩。都说这种药草凝结了阿明的一片丹心，便给这药草取名“丹心”。后来取其谐音就变成“丹参”了。

丹参，又名紫丹参、红根、血参等，为唇形科植物丹参的干燥根。味苦，性寒，归心、肝经。活血祛瘀，调经止痛，凉血消痈，宁心安神。用于月经不调，心腹疼痛；经闭、痛经、产后腹疼等。

# 补气生津太子参

相传明代大医药学家李时珍为出版《本草纲目》，日夜兼程赶到南京，住进一家客店，忽然听见有一妇女的呻吟声，便问店小二："隔壁何人患病?"店小二回答说："是贱内患病，已有几天了。""有病为何不去求医?"李时珍颇感不解。店小二说："先生有所不知，我们虽然在此开店，但赚来的钱还不够买一家七口人的柴米油盐。"

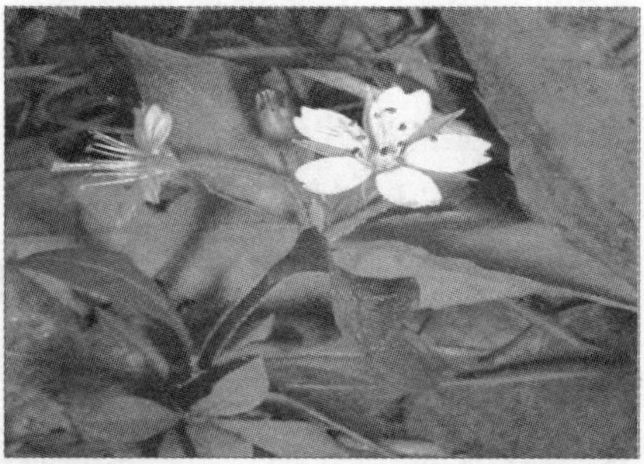

李时珍听了十分同情，便起身随店小二进入内房。李时珍边为店小二的妻子把脉边问："近来她饮食如何?"店小二说："好几天没米下锅了，她只能吃一些番薯干，我们是靠孩子挖来的野菜根充饥的。"李时珍走过去拿起一篮野菜根细细地看起来，并从中拈了一株菜根，放进嘴里。然后他对店小二说："这是一种药，可治你妻子的病，你们从哪里采来的?"店小二说："城外，紫金山上!"次日，店小二的妻子服了药，病果然好了。店小二把李时珍带到紫金山朱元璋太子的墓地，只见那里绿茵如毯，到处都有这种药草。因为这种药草生长在朱元璋太子的墓地周围，所以，李时珍就给它取名为"太子参"。

太子参，又名孩儿参、双批七、四叶参等，为多年生草本石竹科植物之根。味甘、苦，性微寒，归脾、肺经。有补气生津，健脾养胃之功效。可治疗因脾(气)虚、阴虚、津伤引起的食少倦怠、咳嗽痰少、心悸不眠、口燥咽干、自汗泄泻等病症，尤其对小儿自汗、纳呆、消瘦、体弱、久咳等最为适宜。

# 胸腹胀痛用乌药

相传在汉朝浙江某县，有姓刘、姓阮的两位青年，为医治村上流行的心痛病，远离家乡上天台山采药。随身带的干粮吃完了，而药仍未采到。后来，他们打听到这种药产在桃源洞一带，毅然向该洞奔去。翻过一道山岭，只见前面水潭边有两个少女，一着红衣，一穿绿袄，朝着他俩微笑，还叫着他俩的名字。两人非常惊奇，忙问："彼此素不相识，姑娘怎知我俩名字？莫非是仙女？"两位姑娘点点头，穿着绿袄的姑娘说："我叫碧桃，她名红桃，今日特来请你们去做客。"

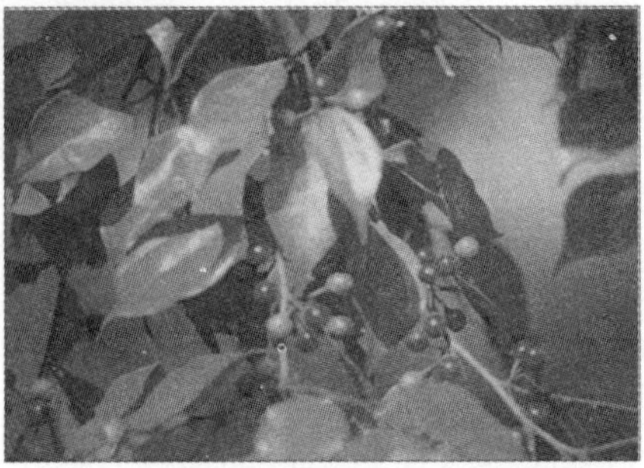

刘、阮二人随俩仙女进入桃源洞后，才知这姐妹俩是天上司药的仙女，奉命在此看守仙药。他们分别一见钟情，相亲相爱，不知不觉半年过去了。一天，刘对阮说："我俩入山已久，药还未采到，如何是好？"两人正在发愁，只见仙女捧着仙药走来，说："两位专为采药，历尽艰辛，现特以此乌药相赠，可治心口痛。第二天一早，两位仙女送他俩上路，难分难舍，依依惜别。

刘、阮二人回到家乡，他们将乌药种到园中，一夜之间已是满园翠绿，随后将乌药分赠众乡亲治病，疗效非凡。三个月后，刘、阮又返天台，桃园洞已是崖壁生苔、雾锁洞口，仙女已不见了踪影，而洞边却多了两座山峰，形似仙女，这就是现在的"双女峰"。

乌药，又名天台乌、吹风散、香叶子树等，为樟科常绿灌木。味辛，性温，入肝、脾、肾经。具有顺气、开郁、散寒、止痛等功效。

# 祛风扶阳选乌头

相传，南朝宋文帝元嘉七年冬，彭城东头雷家药铺门前，抬来一位面色苍白、呼吸缓慢、浑身抽搐的中年病人。

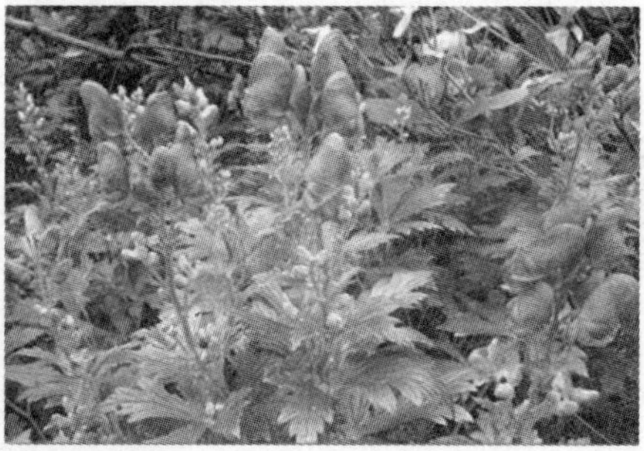

此时，雷公正在坐堂行医，通过四诊之后，便说此乃是药物中毒之症状。病者家人称，他常下湖捕鱼，受风寒湿邪，浑身关节酸痛，经常服中药，并说配的中药方中有乌头。于是雷公急唤伙计取来甘草、生姜、绿豆，熬成浓汁急灌下，良久，病人渐趋平稳，中毒症状随之消失。雷公叹道：“中药不经加工，能杀人也。”由于古代对乌头的炮制加工没有一个统一的办法，故乌头中毒事件屡屡发生。

一天，雷公拿着一块乌头回家，路过好友开的豆腐店，他顺手将生乌头放在豆腐缸旁，便与好友喝起酒来，不知不觉，喝到日落西山，雷公已处在醉意之中。回到家，雷公才猛想起放在豆腐缸旁的那块生乌头，一旦掉入豆腐缸内，后果不堪设想，雷公急派人到豆腐店四处寻找，那块乌头却无着落。主人说会不会混在豆腐中一起煮了呢？伙计在锅内打捞半天，果然取出了乌头，但此时乌头颜色已变白许多。

雷公将与豆腐同煮过的乌头，切片晒干，试用了几位风湿痹痛病人，果然毒性大减，于是，他确定了炮制乌头的办法。

乌头，又名穿龙薯蓣、串地龙、地龙骨等，为毛茛科草本植物乌头的块根。味辛、苦，性温，有大毒，归脾、胃、肾、膀胱经。能祛风除湿，散寒止痛。药性刚燥，为温里扶阳之要药。有毒，对心脏毒性最大，炮制后才能入药。

# 舒筋活络六月雪

传说，窦娥的父亲窦天章，一直在外地做官，十分想念自己的女儿。三年后告假回到家里，想到女婿家去看看窦娥，叙叙父女离别之情。一日，窦天章忽见女儿披头散发，身穿白衣，满面泪痕走过来，见了父亲，放声大哭。窦天章弄得莫名其妙，忙说："女儿别哭，有事与爹爹讲来。"窦娥收住眼泪，把自己含冤屈死的经过说了一遍，要求父亲替她伸冤，并说："若是女儿害人，死也活该，但女儿确实冤枉，天也知道，要下大雪。"说罢，含泪离去。窦天章伸手去拉，拉着了床帐，原来是做梦。窦天章细想梦境："难道女儿被人害死了?"急忙穿衣起床，开门一看，果见天下大雪。现在正是六月天气，天下大雪，莫非女儿真的有冤？窦家门前有棵不知名的小树，从不开花，只有窦娥常去培土浇水，整理残枝。大雪之中，这棵小树竟然开出花来，一朵连着一朵，雪白雪白的颜色。窦天章感到十分奇怪，回想起女儿爱护小树，现在女儿受冤，小树也为她开花，窦天章就把小树移在盆内，小心栽培。因小树在六月里雪中开花，便取名为"六月雪"。

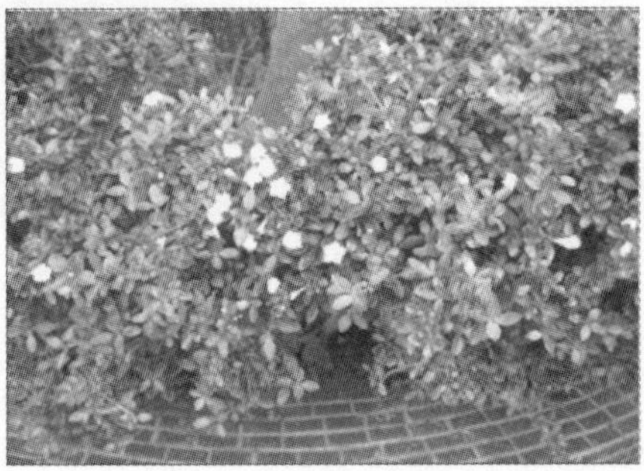



六月雪，又名白马骨、满天星、天星木等，为茜草科六月雪属植物六月雪的全草。味淡、微辛，性寒，归肝、脾经。具有疏风解表，清热利湿，舒筋活络的功效。用于感冒、咳嗽、牙痛、急性扁桃体炎等。

# 风寒湿痹五加皮

在很久以前，浙江西部严州府东关镇（今建德境内）的新安江畔，住着一个叫郅中和的青年，他为人忠厚，并有一手祖传的酿酒手艺。东海龙王的五公主到人间游玩时，爱上了淳朴勤劳的郅中和，后两人结为伉俪，仍以营酒为生。五公主见当地老百姓多患有风湿病，她建议郅中和酿造一种既能健身又能治病的酒来。经五公主指点，他在酿酒时加入了五加皮、甘松、木

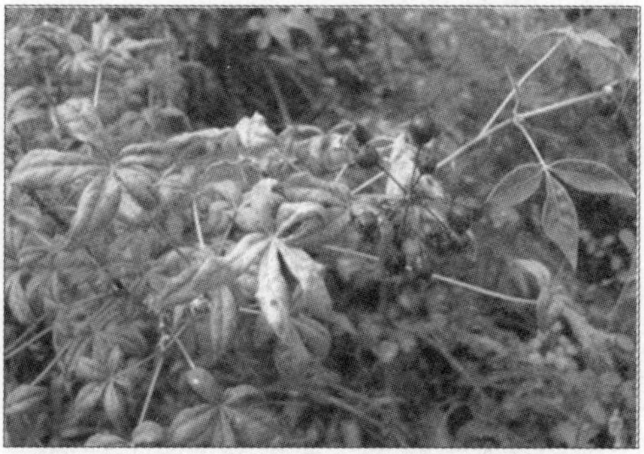

瓜、玉竹等名贵中药，并把酿出的酒取名为“郅中和五加皮酒”。此酒问世后，黎民百姓、达官贵人纷至沓来，捧碗品尝，酒香扑鼻，人人赞不绝口，于是生意越做越兴隆。由于该地属严州府东关镇，后又有人称之为“严东关五加皮酒”。此酒距今已有 200 多年的历史，并经久不衰。

五加皮，又名南五加皮、刺五加、刺拐棒等，为五加科植物的刺五加干燥根茎。味辛、苦，性温，归肝、肾经。能祛风除湿、强筋壮骨、补肾益肝、活血利水；主治风寒湿痹、寒湿腰痛、筋骨痿软、阳痿虚羸、血劳经闭、跌打损伤、脚气水肿、阴囊湿疹。

# 散瘀止痛五灵脂

元末明初文学家陶宗仪所著《南村辍耕录》中记载："五台山有鸟，名寒号虫，四足、有肉翅，不能飞，其粪即五灵脂。"可治一切血瘀作痛的著名中医方剂，就是由五灵脂和蒲黄两味药各半组成的。古人称用本方后，病者不觉之中诸证悉除，犹如一笑了然，故名"失笑散"。

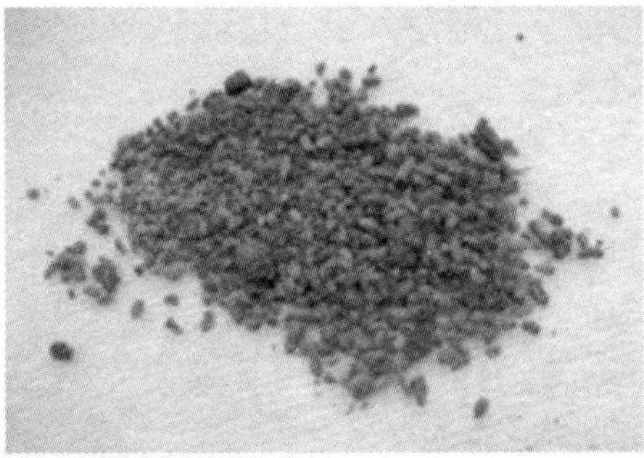

其实，寒号鸟并不是鸟类，而是哺乳动物鼯鼠科的橙足鼯鼠，外表看起来很像松鼠，身长尺余，全身长满细长好看的黄褐色毛；眼圆而大，目光晶莹；长着橙色的四足，后肢长于前肢，爪钩状，极锐利，善爬树滑翔；还有一条粗长美丽的大尾巴，惹人喜爱。主产于我国河北、山西等地，现已由野生变为家养。它的干燥粪便即是五灵脂，多于春秋季在悬岩穴洞中掏取所得，以春采者质量为优。

据现代药理研究，五灵脂中主要含有维生素 A 类物质、树脂、尿酸等成分。动物实验证实，有较显著的缓解平滑肌痉挛的作用；另外对结核杆菌及多种皮肤真菌均有不同程度的抑制作用。

五灵脂，又名灵脂、灵脂米、灵脂块等，是一种哺乳动物鼯鼠科的橙足鼯鼠的干燥粪便。味咸，性温，无毒，归心、肝经。主治心胸腹痛、痛经、产后恶露不下、疝气、跌打损伤等痛证及有瘀滞的崩漏下血(多炒炭用)，近年来还常将它与其他活血行气止痛药配伍，用于治疗冠心病心绞痛，具有一定疗效。

# 止咳化痰说贝母

传说，清代四川某地有一姓李的贫妇，身染肺痨，连孕三胎，均坠下死婴。丈夫与公婆唯恐断了门庭香火，终日惶惶不安。

一巫婆闻说，便上门妄称有安胎神术，公婆大喜，忙将其迎入家中。巫婆装神弄鬼一通后，说："你的儿媳属虎相，虎要吃人。"公婆听后，吓得面如土色，即问如何解救。巫婆声称："只要服下我的驯虎桃符，将来婴儿出生后，再将母亲远远避开，方可逢凶化吉。"公婆信以为真，重谢了巫婆。

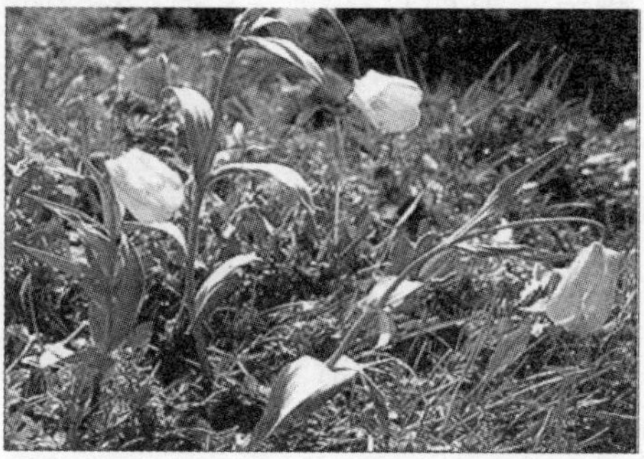

次年，当李氏生下一男孩时，公婆命儿子将媳妇五花大绑送至深山老林，凑巧遇一名医上山采药，名医问明情由后，将李氏带至家中，每日从山上挖回一种草药鳞茎，煎给她服。经半年治疗，肺痨就痊愈了。名医将她送回家时，孩子早已夭折。隔年，李氏又生下一个白胖的男孩，全家皆大欢喜。李氏为纪念这段辛酸往事和名医治病救人之恩，便把那种草药鳞茎定名为"贝母"。

贝母，又名川贝母、松贝、青贝等，为百合科植物的鳞茎，有川贝和浙贝之分。两者皆味苦，性寒，归肺、心经。能清肺散结，止咳化痰。但川贝性凉而甘，兼有润肺之功，多用于肺虚久咳或肺热燥咳，痰少咽燥之症。而浙贝苦寒较重，开泄力大，偏重清火散结，故多用于外感风热或痰火郁结引起的咳嗽，以及疮疡肿毒、肺痈、乳痈及瘰疬等症。

# 消肿散瘀用水蛭

春秋战国时期的楚惠王一次与群臣饮宴时，发现腌菜里有一条水蛭（蚂蟥），本想把它挑出来，但又担心因此会使厨官受到惩罚，于是楚惠王便把这条水蛭吞了下去。不曾想这样一来，楚惠王原来患有的冷积旧病，却因为吃了水蛭而痊愈了。由此看出，楚王的病症与水蛭的主治正好吻合，以至于在不经意间药到病除了。

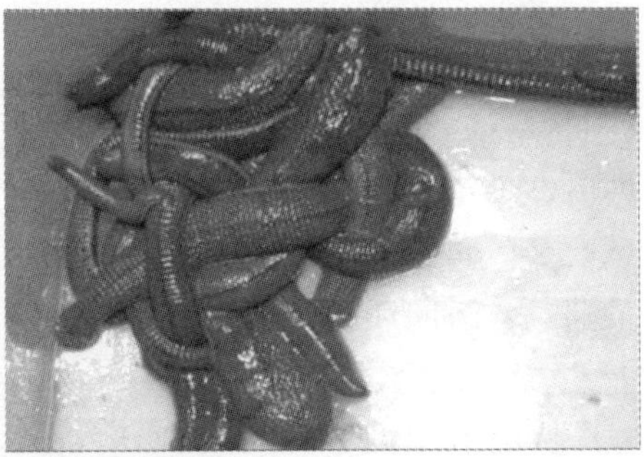

近代名医张锡纯认为水蛭为活血的良药，他说："凡破血之药，多伤气分，惟水蛭味咸专入血分，于气分丝毫无损，而瘀血默消于无形，真良药也。"从水蛭中能提取出多种生物活性物质，其中最主要的一种是水蛭素，它是迄今为止世界上最强的凝血酶特效抑制剂，能阻止凝血因子Ⅴ、Ⅷ的活化及凝血酶诱导的血小板反应，使凝血酶与血小板分离。自然干燥的水蛭粉，可治疗脑血栓、颅内血肿、脉管炎、肾炎等病症。在断肢再植和耳朵再植等外科手术中，应用活水蛭来清除瘀血，大大提高了再植手术的成功率。其原因在于，水蛭在吸血时，会释放出一种麻醉剂，同时它又向血管中注入一些有抗凝作用的物质，使伤口处的血液不易凝固。

水蛭，又名蚂蟥、肉钻子、马鳖，为水蛭科软体动物蚂蟥的干燥虫体。味咸、苦，性平，有小毒，归肝经。能活血，散瘀，通经。可治疗血瘀经闭，腹痛有块，还可治疗无名肿毒、跌打损伤、瘀血积聚。

# 活血消肿凤仙花

相传很久很久以前，在福建龙溪有个叫凤仙的姑娘，长得亭亭玉立，秉性温柔善良，与一个名叫金童的小伙子相爱了。一天，县官的儿子路过此地，见凤仙这般漂亮可爱，顿生歹心，前来调戏，结果被凤仙臭骂一顿后灰溜溜地走了。凤仙知道这下闯了大祸，县官儿子肯定要来找麻烦，于是决定与金童一起投奔外地。凤仙只有父亲，金童上有母亲，两老两少连夜启程远走他乡逃难。途中金童的母亲患病，闭经腹痛，荒山野岭又无处求医访药，四人只好停步歇息。

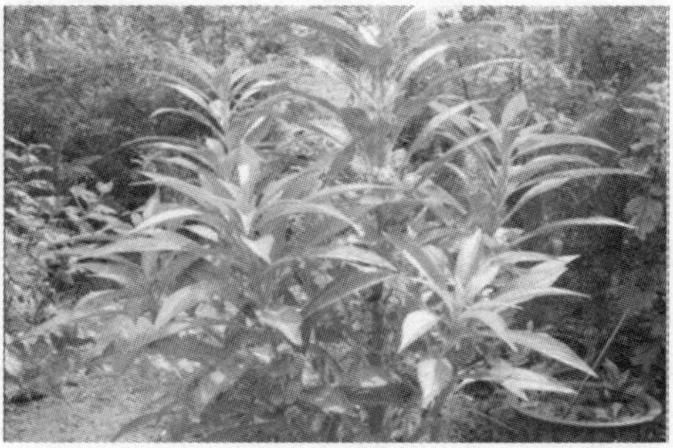

再说县官听说儿子被村姑骂了一通，就命手下前来捉拿凤仙，眼看就要追上，无奈之中凤仙、金童拜别父母，纵身跳入万丈深渊。两位老人强忍悲痛，将凤仙金童二人合葬。晚上两位老人依坟而卧。凤仙和金童夜间托梦给父母，告之山涧开放的花儿能治母亲的病。次日醒来，果见山涧满是红花、白花，红的似朝霞，白的似纯银。老人采花煎汤，服后果真药到病除。后来，人们就把这种花命名为“凤仙花”，以示纪念。

凤仙花，又名灯盏花、好女儿花、指甲花等，为一年生肉质草本植物。味微苦，性温，归肺、肝经。具有活血消肿的功效，是妇科调经和外治跌打损伤的民间要药。

# 通淋明目车前草

相传尧舜时期，江西雨水过多，而河流因泥沙淤阻，致使老百姓的水田被淹没，房屋被冲倒，无家可归。舜帝知情后，要禹派副手伯益前往江西治水。他们采用疏导法，疏通赣江，工程进展很快，不到一年就修到了吉安一带。当年夏天因久旱无雨，天气炎热，工人们头昏发烧，撒尿短赤，因疼痛病倒的人不计其数，极大地影响了工程的进展。舜帝知道后，派禹带医师前往工地诊治，但仍无济于事，急得禹和伯益将军在帐篷前来回踱步，坐立不安。

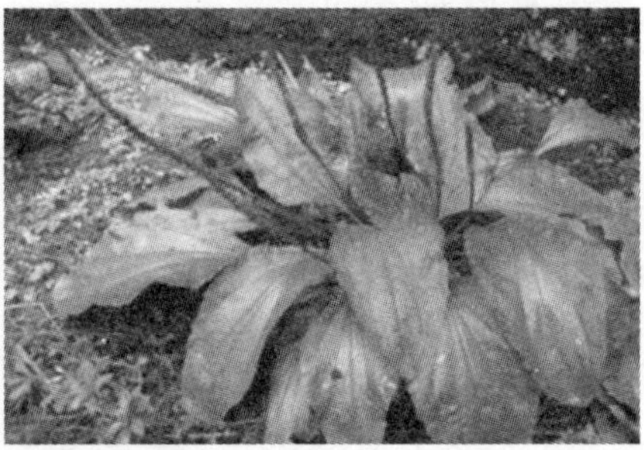

有一天，一位老大爷捧了一把草要见伯益将军和禹。禹命大爷入帐，问及其事，老大爷说："我是喂马的马夫，我观察马群中有一些马匹撒尿清澈明亮，吃喝很好。而有一些马匹却不吃不喝，撒尿短赤而少。后来发现那匹吃喝很好的马经常吃长在马车前面的这种草。我就扯了这种草喂那些生病的马，结果第二天这些马全好了。我又用这种草熬成水给有病的工人喝，结果他们的病也好了。"禹和伯益听后十分高兴，于是命令推广这一做法。结果害病的工人喝了这种草熬成的水后，不到两天就痊愈了。因为马是在马车前面吃的这种草，所以就将这种命名为"车前草"。

车前草，又名车轮菜等，为多年生草本。味甘、淡，性寒，归肝、肾、肺、小肠经。具有利水通淋、清热明目、清肺化痰之功效，可治痰热咳嗽和尿赤湿痛。

# 解毒举陷选升麻

从前，有一户姓赵的人家，爹在外做小买卖，娘在内持家，女儿青梅帮助别人家洗点衣服补贴家用。日子虽然清苦，倒也和和美美。但天有不测风云，青梅娘病了，没几天就卧床不起，不能进食，面色苍白。父女俩急得像热锅上的蚂蚁，请郎中治疗也没见好转。青梅父只好贴出告示，说如有人能治好他老婆的病，就将女儿许配给他。

说来也巧，有一个穷苦的青年，父母双亡，以采药为生。一天晚上，他梦见一位老神仙对自己说："牢记，竹马送来日，洞房花烛时。"后来他就听说了青梅家治病招亲的事儿。于是，他立刻背上药篓去找"竹马"。真是功夫不负有心人，他终于在一片野草下发现了跟传说吻合的棕黑色的"竹马"。他急忙挖出来，给青梅家送去。青梅娘喝了几天用"竹马"熬的药后，病渐渐地好了起来。天长日久，"竹马"被传成了"升麻"，于是就作为一味中药名传了下来。

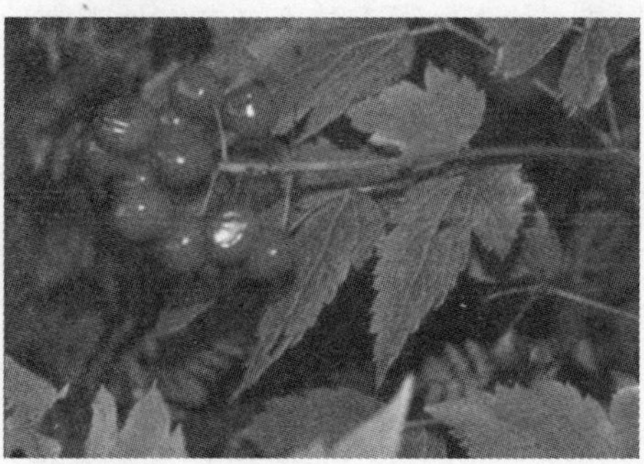

升麻，又名绿升麻、鸡骨升麻、西升麻等，为毛茛科植物升麻的干燥根茎。味甘、辛、微苦，性微寒。入肺、脾、大肠、胃经。发表透疹，解毒举陷。治麻疹脱肛或子宫脱垂。另外也可用来治疗口舌生疮，喉痛，久泻，久痢等。

# 化痰止咳用瓜蒌

话说古时候，江南有座高山，山上有许多山洞，洞被密林遮掩，云雾缭绕，传说有神仙居住。

当地有个樵夫，家境贫寒，以砍柴为生。一天中午，他进山砍完柴，又累又渴，便循着泉水的淙淙声走到一个山洞口，喝足了水，躺在树荫下的一块石板上歇息。迷迷糊糊中，他听到有人说话，一睁眼，竟然看见长着黑白胡子的两个老者在谈论。黑胡子老者说："今年咱的洞里结了好大一对金瓜。"白胡子摆摆手："嘘，小声点，那边躺着个砍柴的，当心他把咱的宝贝金瓜偷走。"黑胡子不以为然："怕什么，他进不了洞。只有七月初七午时，口念'天门地门开，摘金瓜的主人要进来'才行。"白胡子生气了："别说了，咱们下棋。"听到这里，樵夫滚下了石板，蓦然醒了，原来是个梦，哪有什么老者？他沮丧地挑起柴担回家。



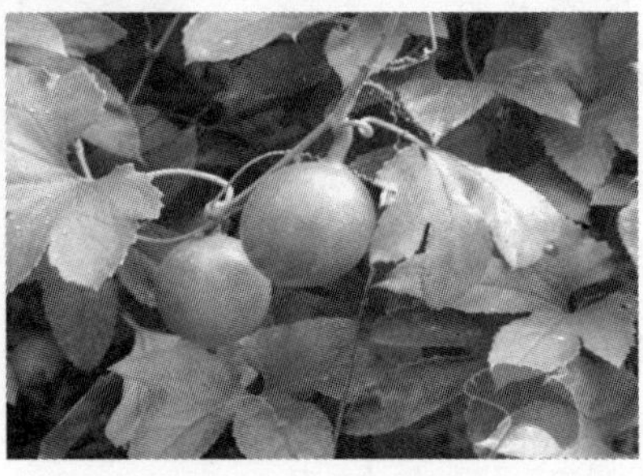

不过，他还是决定试试。七月初七这天，他来到山洞中，口念"天门地门开，摘金瓜的主人要进来"，果然嘎的一声，洞里一扇石门打开了。他拿走金瓜，给咳嗽痰喘的病人吃，一个个都好了。之后，他每年栽种这种金瓜，送给病家，且分文不取。人们尊敬他，让他给这种瓜取个名字，他想，瓜结在高处的藤架上，需登爬摘取，就叫"瓜蒌"吧。后来，又渐渐被写成了"栝楼"。

瓜蒌，又名栝楼、地楼、天瓜等，为葫芦科植物栝楼的成熟果实。味苦，性寒。归肺、胃经。有清热化痰、宽胸散结、润肠通便的作用，可治疗痰热咳喘、胸痹心痛、乳痈等。

# 脾虚食少用白术

传说汉武帝巡视东方，遇见一位老汉在道边田间做农活，老汉头上放出只有高深道行的人才有的白色光环，竟高达数尺。汉武帝好奇地询问老汉，老汉回答说："我 85 岁时，就已经发白齿落，后来有一个道者教我绝谷(不吃粮食)的方法，只吃白术饮水。没多久我就返老还童，长出了乌黑的头发，还生出了新的牙齿，能日行三百里路。如今我已经一百八十岁了。"汉武帝感谢老汉传授了长生秘方，赐给了他玉锦等东西。

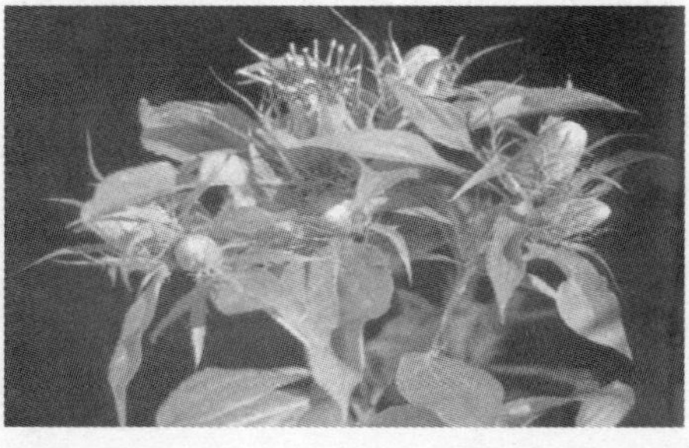

白术，又名山蓟、杨抱蓟、山芥等，为菊科植物白术的根茎。味甘，性温，归脾、胃经。能健脾益气，燥湿利水，止汗，安胎；主治食少腹胀，大便溏泻；痰饮，水肿，湿痹酸痛，气虚自汗，胎动不安。阴虚内热、津液亏耗者慎服；内有实邪壅滞者禁服。

# 止咳润肺话白果

传说，很早以前有一位穷人家的姑娘名叫白果，从小死了爹娘，12 岁就给财主放羊，受尽了人间苦难。一日她在山坡上拾到了一枚奇异的果核，宝贝似地赏玩了几天舍不得扔掉。最后把它种在了常去放羊的大刘山的一个山坳里。经过几年的精心照料，这颗神奇的种子生根发芽了，很快长成了一棵参天大树，每年秋天都会结满黄澄澄的果子。

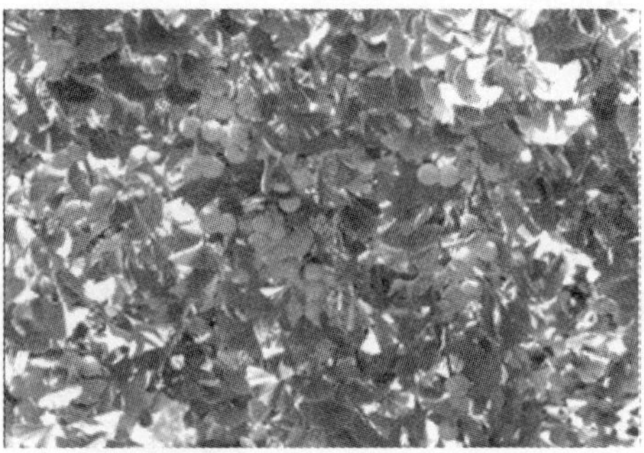

一天，白果姑娘赶着羊群来到了这棵树下，却突然接连咳嗽几十声，痰涌咽喉，吐咽不下，顿时昏迷过去。这时，只见从大树上飘下来一位美丽的仙女，她从摘下的果子中取出果核，搓成碎末，一点一点地喂进白姑娘口中，片刻，痰就不涌了。

白果，又名银杏、银杏果、灵眼等，为银杏科植物除去外皮的干燥种子。味甘，性平，有小毒，入肺经。能润肺止咳，化痰平喘。除药用外，也可经加工后作为食品。

# 解毒白花蛇舌草

从前，有一位名医，被邀去为一位重病人诊治。病人胸背憋痛，低热羁缠，咳吐稠脓，众医无效。名医诊病阅方，一时找不到合适的治疗方法，疲乏间伏案小盹。忽梦见一位白衣女子飘然而至，说："此君乃是大好人，乐善怀仁，惠及生物，见有捕蛇者，他即买下放生，先生务必精心施治，救他一命。"名医向白衣女子讨教良方，白衣女子说："请随我来。"他随白衣女来到户外，白衣女却飘然而去了。但在白衣女所站的地方却有一条白花蛇在蜿蜒，其舌伸吐处化作丛丛小草。正惊异间，名医被脚步声惊醒，原来是病人家属来请先生用饭。名医说："且慢，请随我来。"他们来到户外，果见田埂边长着许多梦中所见的那种开着小白花的纤纤小草。于是便采了些，并叮嘱立即煎服。病人服后果觉胸舒畅了许多。次日连服逾斤，病便痊愈了。名医查遍当时历代本草，也未查出这种小草属于何药。但这一发现使他激动不已，他感而吟诗："白花蛇舌草纤纤，伏地盘桓农舍边，自古好心多善报，灵虫感德传人间。"

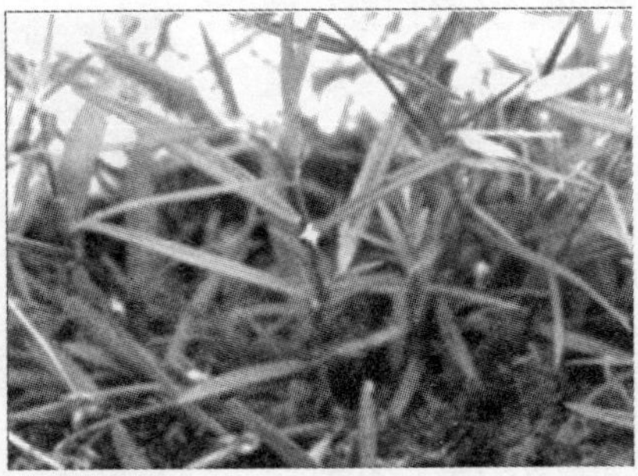

白花蛇舌草，又名蛇舌草、二叶葎、竹叶菜等，为蔷草科植物白花蛇舌草全草。味微苦、甘，性寒。入大肠、小肠和胃经。本品苦寒能清热解毒，甘寒清利湿热，对痈肿、咽痛、蛇伤有较强的解毒消痈作用。一般用于治疗疮毒、咽喉肿痛、肠痈腹痛、毒蛇咬伤。它还能增强机体的免疫力，抑制肿瘤细胞的生长。

# 止血生肌选白及

在南宋著名文学家洪迈编著的《夷坚志》中，讲了这么一则故事：台州有个狱卒因为善待牢中某死囚，囚犯很是感动，为表感激，在一次闲聊中，告诉了他一则秘方。

囚犯说："我一生中曾七次犯罪入牢，每次遭拷打后，都会因肺受伤而咳血。后来有人传我一方，只需将白及研末，每日米汤送服，疗效如神……"后来，此囚犯被处死后，行刑者见其肺部旧伤数十处，但皆有愈合痕迹……

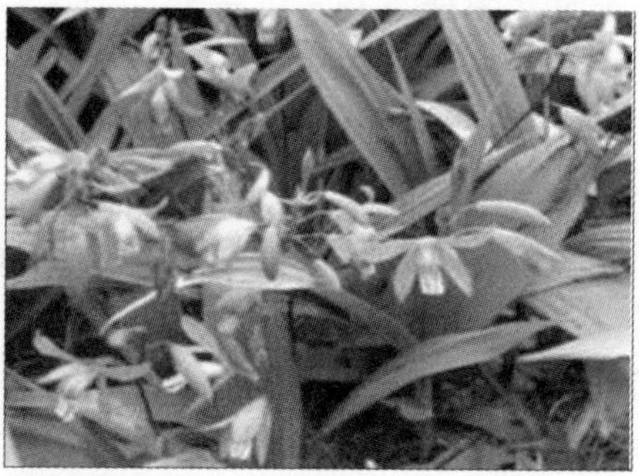

白及，又名白芨、白根、地螺丝等，为兰科植物白及的干燥块茎。味苦、甘、涩，性微寒，归肺、肝、胃经。具有收敛止血，消肿生肌之功效。此外，现代研究发现：白及还可广泛用于多种病患的治疗。比如职业病矽肺、胃肠出血、小儿百日咳、肛裂、肛瘘手术后换药等，甚至能促进烧伤后皮肤肉芽组织的生长，以利于创面愈合。既能内服，又可外用。为一种古老的中药，早被我们祖先广泛应用，是著名的止血药之一。

# 祛风止痛话白芷

相传古时候苏州一位李秀才，尽管家境贫寒，仍争分惜秒，埋头苦读经书。时间一久，经常头痛目眩。一日傍晚，头昏脑胀的李秀才外出散心，行至屋后山中，正欲赋诗，忽闻一阵嘈杂声，李秀才循声搜寻，发现前方一老鹰正在捕食白兔。眼看那白兔遍体鳞伤，敌不过老鹰，李秀才拾起一根竹杆朝老鹰打去，老鹰弃兔而逃。李秀才救下白兔，带回家中细心为它包扎伤口。

原来这只白兔是一位仙女，为报救命之恩，白兔临别前交待李秀才，日后若有难事只需在后山连呼三声"白兔仙女"，并道出情由，便会给予帮助，但不可违例。

白兔仙女走后不几日，李秀才头痛病发作，实在难忍。他想起白兔，立马跑至后山连呼三声"白兔仙女"，未候片刻，又急呼数声，却不见白兔仙女踪影，只好回到家中，空自叹息。



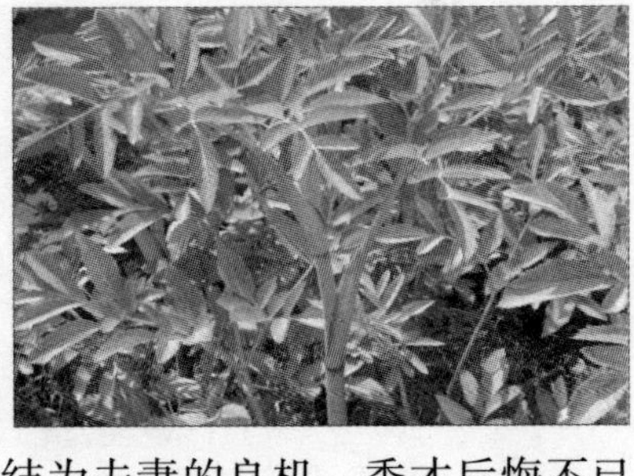

次日，一老郎中踏入门来，从药囊中取出三粒药丸，嘱其连服三天。李秀才问："此乃何药？汝是何人？"郎中只答："白芷一味，以清汤咽下。"便拂袖而去。是夜，李秀才从梦中得知，因违例呼唤，错过了与白兔仙女结为夫妻的良机。秀才后悔不已，为感念白兔仙女，遵嘱服药。病好后更加发奋读书了。

白芷，又名芷、芳香、苻蓠等，为伞形科当归属的植物的干燥之根。味辛，性温，归肺、胃经。具有祛风湿，活血排脓，生肌止痛的功效。用于头痛、牙痛、鼻渊、肠风痔漏、赤白带下、痈疽疮疡、皮肤瘙痒、月经疼痛、毒蛇咬伤。

# 凉血止痢白头翁

相传，秦朝有一个农夫名叫王商，因吃了一碗馊饭而腹痛下痢。村里没有郎中，他只得捂着肚子到村外找人医治。不料，走出村子不远，便因腹痛腹泻加剧而栽倒在路边。

这时，一位满头白发的老翁拄杖走来，见他躺在地上，急忙将他扶起。王商呻吟着将病情叙述了一遍，然后摇头说："老人家，我怕是不行了，求您给我家人捎个信吧！"老翁一边安慰王商，一边用拐杖指着路旁那些长着白毛果实的野草，说："这草的根茎能治好你的病。"说完老翁便匆匆离去。



王商半信半疑，拔了一把草咀嚼起来。说也奇怪，大约过了半个时辰，他感觉腹痛减轻，拉痢次数减少。随后，他支着身子，采了些这种野草回家了，然后每天用其根和茎叶煎汤服用，5 天之后病竟痊愈了。

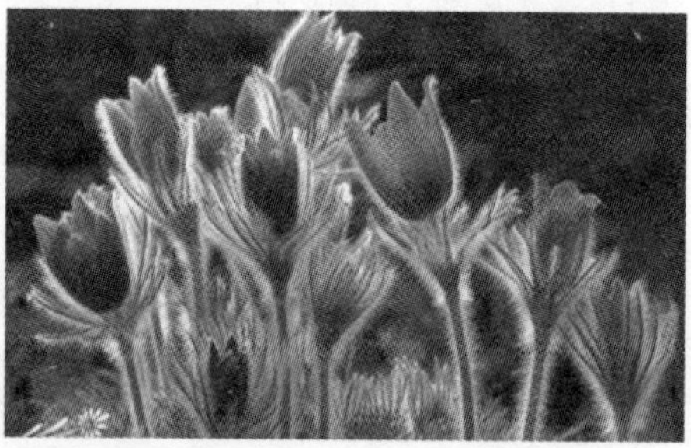

第二年夏天，村子里闹痢疾。王商想起白头老翁指点的药草为自己治愈腹痛下痢的事儿来，便扛着锄头来到原来的地方，挖了几大捆，并煎汤给村里人治痢，结果确有奇效。人们为了纪念那位白头老翁，便给这种药草取名为"白头翁"。

白头翁，又名白头、毛姑朵花、老翁花等，为毛茛科植物白头翁之根。味苦，性寒，入大肠经。能清热解毒，凉血止痢。主治热毒痢疾，鼻血丑，血痔，带下，阴痒，痈疮，瘰病。

# 平肝明目白菊花

很早以前，大运河边住着一个叫阿牛的男孩。家里很穷，他七岁就没了父亲，仅靠母亲织布度日。母亲因子幼又丧夫，生活艰辛，经常哭泣，把眼睛都哭坏了。阿牛长到 13 岁，他对母亲说："妈妈，你眼睛不好，今后不要再日夜纺纱织布，我已经长大，我能养活你！"于是他就去张财主家做小长工，母子俩苦度光阴。两年后，母亲的眼病越来越严重，不久竟双目失明了。

一天夜里，阿牛做了一个梦，梦见一个漂亮的姑娘告诉他说："沿运河往西数十里，有个天花荡，荡中有一株白色的菊花，能治眼病。这花要九月初九重阳节才开放，到时候你用这花煎汤给你母亲喝，定能治好她的眼病。"



于是他依梦中姑娘所述，每天采下一朵白菊煎汤给母亲服用，当吃完了第七朵菊花之后，阿牛母亲的眼睛便开始复明了。

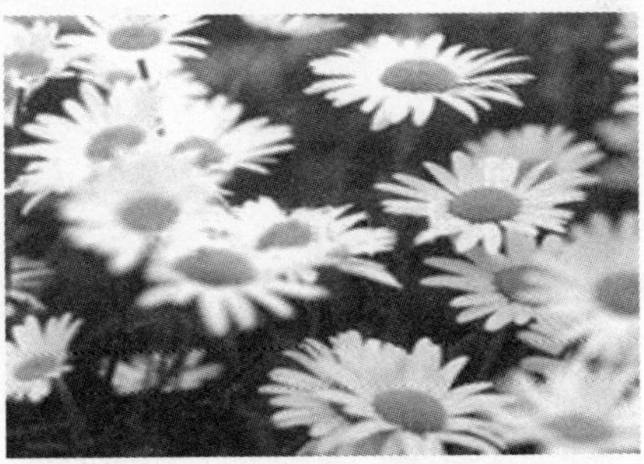

白菊花能治眼病的消息很快传了出去，村上人纷纷前来观看这株不寻常的白菊花。这一消息也传到了张财主那里。张财主把阿牛叫去，命他立即将那株白菊移栽到张家花园里。阿牛当然不肯。张财主便派了几个手下人赶到阿牛家强抢那株白菊花，因双方争夺，结果菊花被折断了，他们这才扬长而去。阿牛见这株为母亲治好眼疾的白菊横遭强暴，十分伤心，坐在被折断的白菊旁哭到天黑，直至深夜仍不肯离开。半夜之后，他朦胧的泪眼猛然一亮，上次梦见的那位漂亮姑娘突然来到他的身边。姑娘劝他说："阿牛，你的孝心已经有了好报。我是天上的菊花仙子，特来助你，无需报答。"说完就不见了。

白菊花，又名甘菊、杭菊、杭白菊等，多年生草本植物菊花之花。味甘、微苦，性微寒。归肺、肝经。散风清热，平肝明目。

# 止泻用石指甲草

清代维峰脚下，有一个姓曾的农民，年 40 岁，子女各一，男耕女织，生活过得很好。有一天男主人忽然腹痛，里急后重，大便粘液脓血，一日二十多次。急请当地医生治疗，诊断为痢疾，服药无效。一天，女儿拔了一篮猪草回来，内中有很多石指甲草，姓曾的想起此草能治猪的腹泄，便要妻子煮一碗给自己配粥吃。刚吃两餐腹就不痛了，连服三天，粘液脓血全止，痢疾痊愈。邻里人患同样痢疾者，也用此草配粥吃，全都好了。一传十，十传百，很多人都知道了石指甲草治疗痢疾有神效。

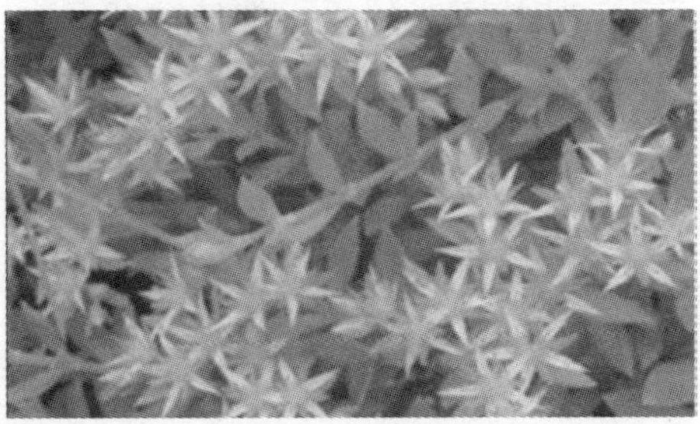

石指甲草，又名垂盆草、狗牙齿、鼠牙半支等，为景天科属植物。味甘、微酸，性寒，入肝、胆经。有清热解毒，利胆止泻功用。用于菌痢喉痹痈疽疮疡、毒蛇咬伤、烫伤、及湿热黄疸等病症。最新研究垂盆草还有抗癌作用。

# 涩肠杀虫石榴皮

张骞出使西域，住在安石国馆驿中。馆驿门口有株树，开出来的花火红火红的，非常好看。张骞没见过，向当地人打听，才知道它叫“安石榴”。于是，他有空就站在石榴树旁欣赏一会儿。天旱少雨时，他就担水浇灌。

后来张骞要回国了，一天夜里，他正在屋内看地图，忽然一个身着红衣绿裙的当地女子推门进来，向张骞施礼，说：“听说你就要回国了，奴愿跟你一起走。”

张骞心中一惊，猜想这准是安石国贵族家的某个使女，要跟汉朝使者逃走。他可不想惹这个麻烦，就正颜厉色地说：“夜半私入驿馆，出口妄诞，快快离去！”说得那姑娘红着脸，含羞带怨地低头出去了。



第二天，安石国王给张骞送行，问他还需要什么。张骞说：“承您的美意，我们中原什么都有，只是没有安石榴。我想把馆驿门口那棵安石榴起走，移植中原。也好做个纪念。”国王欣然答应，派人把树挖出，送给了张骞。

张骞一行回到长安，汉武帝率领满朝文武出城迎接。正在这时，忽听后面一阵喧哗，一个安石国女子跑到张骞跟前。见到女子，想起前因后果，于是张骞才把在安石国遇到奇事告诉武帝。武帝也非常感慨，马上命人将这棵来自西域的安石榴移植到御花园，并取其谐音——“石榴”，给这种外来的果树命名。

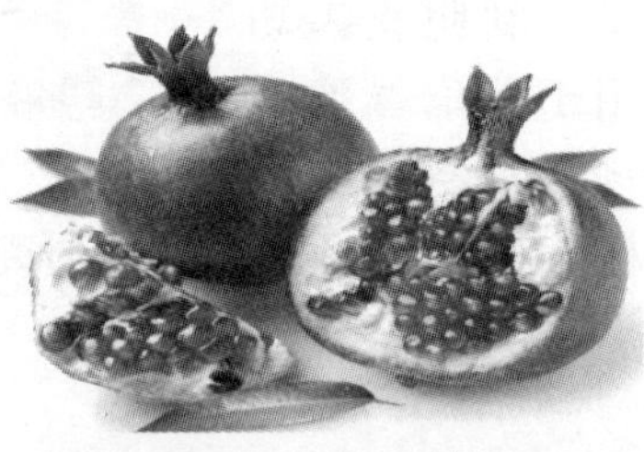

石榴皮，又名安南果皮、安石榴皮、天浆等，为是一种落叶灌石榴的果皮。味酸、涩，性温，归胃、大肠经。主治下痢、漏经、脱肛、等症，还杀蛔虫。

# 养血安神用龙眼

传说很久以前，江南某地有一个钱员外，家有粮田千顷，家财万贯，但美中不足的是年过半百仍膝下无子。钱员外连娶三房妻室，总算在53岁时得了个儿子。晚年得子，合家欢喜，取名钱福禄，视为宝贝。小福禄娇生惯养，却长得又瘦又矮，10岁的他看上去仍像四五岁，这下可急坏了钱员外。

钱员外有位通晓医药的远房亲戚王夫人，她见福禄这般模样，就对钱员外说："少爷乃先天禀赋不足，后天过于娇贵，饮食不节，损伤了脾胃。若要强身健体，非吃龙眼不可。"王夫人并讲了有关龙眼来历的传说。在哪吒闹海那年月，哪吒打死了东海龙王的三太子，还挖了龙眼。这时正好有个叫海子的穷孩子生病，哪吒便把龙眼让他吃了。海子吃了龙眼之后病好了，长成彪形大汉，活了一百多岁。海子死后，他的坟上长出一棵树，树上结满了像龙眼一样的果子。从此人们才开始把这种果子当做补药吃，并叫它为"龙眼"。钱员外听后立即派人去东海边采摘龙眼，并加工制作成龙眼肉，每天蒸给福禄吃。久而久之，福禄果然身体变得越来越强壮。

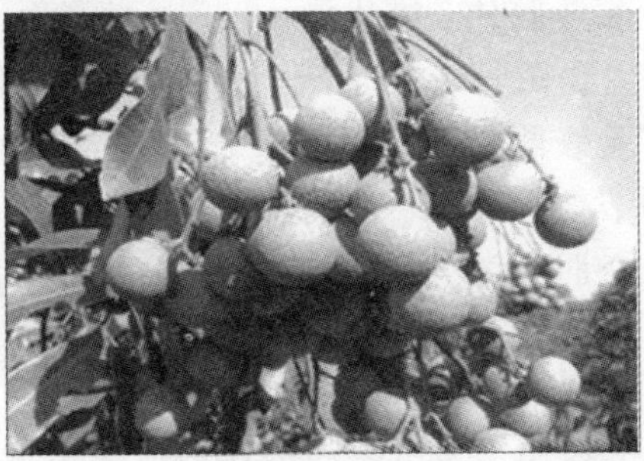

龙眼，又名桂圆、桂元、元肉等，为无患子科龙眼属植物龙眼的果实。味甘，性平，无毒。归心、肝、脾、肾经，能益心脾，补气血，安神志。主治虚劳羸弱，心悸怔忡，失眠健忘，脾虚腹泻，产后浮肿，精神不振，自汗盗汗等病症。

# 益阴护心用玉竹

相传，唐代有一个宫女，因不堪忍受皇帝的蹂躏逃出皇宫，躲在深山老林之中。无食充饥，便采玉竹为食，久而久之，身体轻盈如燕，皮肤光洁似玉。后来宫女与一猎人相遇，结庐深山，生儿育女，到60岁时才与丈夫子女回到家乡。家乡父老见她依然是当年进宫时的青春容貌，惊叹不已。

玉竹属滋阴养气补血之品，古人称玉竹平补而润，兼有除风热之功，故能驻颜润肤，祛病延年。常用于肺阴受伤，肺燥咳嗽，干咳少痰以及胃热炽盛，津伤口渴，消谷易饥等症。常与沙参、麦冬、天冬等配伍同用。但它毕竟味甘多脂，故脾虚痰湿偏重者需慎服。



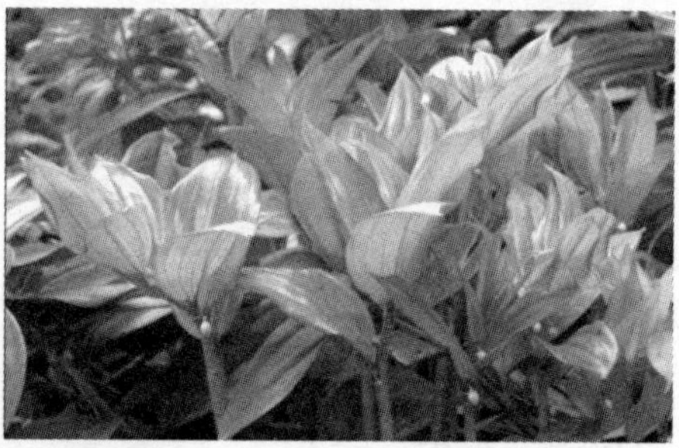

现代研究分析，玉竹含黏液胶质、维生素A和生物碱等成分。药理实验表明，玉竹有双向调节血糖作用，还有加强心肌收缩力、提高抗血氧能力、抗心肌缺血、降血脂及减轻结核病变的作用。故可治疗糖尿病，又能适用于心力衰竭的心脏病患者。实验用玉竹水煎液(浓度为0.2克/毫升)浸泡桑叶半小时，拭干后喂家蚕，能明显延长家蚕的幼虫期和延长其寿命，说明玉竹确有较好的抗衰老作用。

玉竹，又名葳蕤参、山姜铃铛菜、黄蔓菁等，为百合科植物玉竹之根茎。味甘，性平微寒，归肺、胃经。生用：养阴润燥；制熟：补中和胃。有滋阴润肺，养胃生津之功。

# 化痰止咳用半夏

传说很久以前，赣南有个姓胡的樵夫，一日卖柴返回家中，饥饿难忍，捧起饭碗就狼吞虎咽地吃起来，谁知一碗饭尚未下肚，突然口吐白沫而死。樵夫之妻胡氏见状，放声大哭。

邻居闻讯赶来，对于樵夫的死因，议论纷纷，猜疑很多。地保说："樵夫早上还在卖柴，怎么顷刻而死，分明是这个淫妇有了奸情，狠心投毒!"众人觉得有理，遂将胡氏扭送县衙。

何知县见胡氏长得很漂亮，心想："这女人有这般姿色，自然不甘作樵夫之妻，看来是通奸杀夫无疑。"于是一拍惊堂木，喝令招供，胡氏大喊冤枉。知县大怒，吩咐用刑，把胡氏打得死去活来，终于是屈打成招，胡氏被押入死囚牢中。案子呈到府里，王知府觉得疑点甚多，于是决定重审此案。



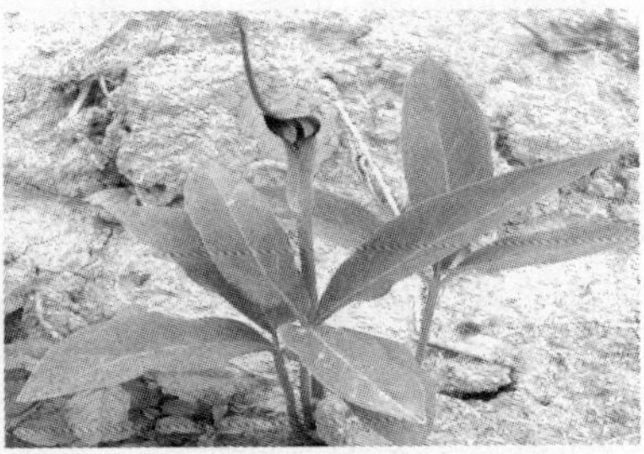

经过他仔细审问，原来胡氏家境贫寒，那日下饭的菜是十三岁的女儿挖来的"野小蒜"。于是王知府要小孩又重新挖来一篮，却发现是一种比野小蒜叶子稍宽，根茎略大的野草，即半夏。接着，王知府叫胡氏烹调后让一个犯死罪的囚徒吃下。果然那犯人很快就口吐白沫，满地乱滚，不一会也死掉了。至此，案情真相大白，胡氏无罪释放。

半夏，又名三叶头草、地巴豆、鸦芋头等，为天南星科植物半夏的块茎。味辛，性温，有毒。入脾、胃、肺经。能化痰，止咳，止呕。内服半夏，须经炮制，才能减其毒性。

# 缓和药性话甘草

看过《三国演义》的人，一定知道乔国老这个人物。他是孙策和周瑜的岳父，曾不遗余力地调和孙权与刘备两家的矛盾，从而促成孙刘结盟，共同抗击曹军入侵。

无独有偶，在祖国医药学宝库里也有味号称“国老”的中药，那就是甘草。唐朝名医甄权说：“甘草能治七十二种乳石毒，解一千二百般草木毒。”因调合众药有功，故有“国老”之称。目前，甘草也仍是中医常用药。关于它还有一个神奇的传说。



相传从前有一位老医生医术精湛。一次，他应邀到外地赴诊，临行前给徒弟留了几包事先开好的药，嘱托他以此药可应付一般的诸如感冒咳嗽、腹泻腹痛、头痛脑热等小毛病患者。不料老医生一去多日未归，徒弟眼看那几包草药快用完了，情急之下便将师傅常泡水喝的一些干柴样的药物切碎，混进药包充数。谁知很多患有咳嗽痰多、咽喉肿痛、气短乏力，皮肤疮疖的病人吃了这些甜丝丝的草药，很快就痊愈了。这种药物就是今天我们所熟知的本草王国里的“国老”，最甜的中药之一——甘草。

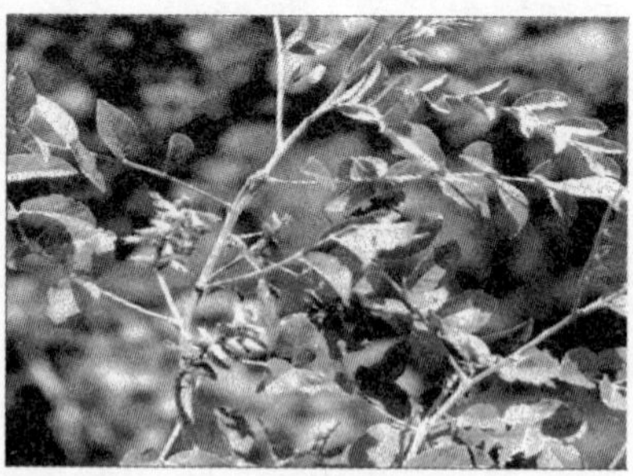

甘草，又名国老、甜草、蜜草等，为多年生豆科植物甘草的干燥根。味甘，性平。归心、脾、肺、胃经。具有补脾益气，润肺止咳，缓急止痛，能调和诸药。现代医学研究认为：甘草含有甘草甜素、甘草甙、有机酸等成分，有解毒、抗利尿作用，并可抗炎症、抗过敏。

# 发汗解表话生姜

传说很久以前，天宫神医吕纯阳曾装扮成游方道士到人间采药。一天，他路过一村庄，见路边一老婆婆手捂着肚子翻滚呻吟，即从葫芦里倒出3粒药丹给老婆婆服下。不料，老婆婆服药后不但不见效，反而病情更加恶化，吕纯阳急得满头大汗，束手无策。这时，一白头赤脚老翁闻声而至，伸手摸摸老婆婆的额头，又搭脉说："是风寒攻心，我取点药马上就来。"说罢拿起锄头到屋后挖起一枝绿叶小草，将其根部黄色块状的物体切片加水，煮开后放上红糖，让老婆婆喝下。老婆婆喝下后顿时周身汗出，腹痛消失。老婆婆称赞说："姜老头，你真行，药比天上的吕仙翁还灵！"吕纯阳看老婆婆把姜老头捧得那么高，气得浑身发抖，决心要对姜老头报复。他把一条火赤练毒蛇变作一只大鳖，令其爬向姜老头。姜老头打死大鳖，回家煮熟后下酒。吕纯阳心中得意，等待着姜老头中毒的消息。谁知姜老头不但没有中毒，反而越活越精神。吕纯阳按奈不住，去问个究竟。姜老笑着说："鳖毒最怕什么，三片黄姜解百毒。"说完摸出一片黄色的东西，正是给老婆婆吃过的药。吕纯阳折服了，把自己葫芦里的药倒了个精光，发誓再也不来人间显示他的医术，人们为了感谢姜老头，即把黄姜叫老姜或生姜。

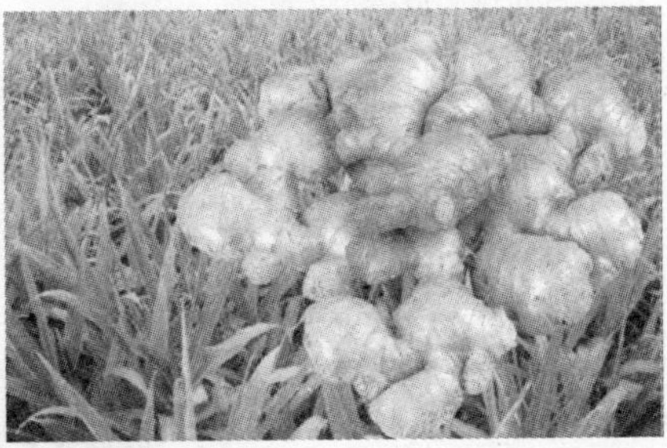

生姜，又名百辣云、勾装指、因地辛等，味辛，性微温，归肺、脾胃经。是药食两用之佳品。能发汗解表、散寒健胃、温中止呕、解半夏、南星、蟹鳖之毒。

# 气血双补仙鹤草

乾隆45年，皇帝第二次下江南。来到浙江海宁县，他微服在城中游转。突然，被一块题有“天下第一家”的牌匾吸引住了。走进去见是一家中药铺，心里便想，小小店铺岂敢如此狂妄自大？于是要弄个明白。他看见堂上有个老人在柜前，便上前行礼，自称是北方来的药商，问道：“贵店何以敢称天下第一家？”老人摇头说不知，让进去问他父亲。皇帝走进侧门，见一位面目清癯、肢体健壮的老人正在捣药，又问原来的问题，老人同样摇摇头指指后门：“请先生问我的父亲吧。”皇帝纳闷：“老人还会有健在的父亲？”但当跨过后门，确见一老人正在旁若无人地举笔抄写《石渠宝笈》。过了好一会儿，老人才发现他，连忙让座。皇帝问：“请问老人高寿？”老人谦逊答道：“不敢，不敢，我年岁尚轻，刚满九十九。”皇帝惊奇：“人过七十古来稀，老人年近百岁，耳聪目明不以为老，过谦矣。”谁想，老人又指指后院笑着说：“家父还在那里吟诗作画呢。”皇帝的劲头来了，急忙步入后院，果见厅堂内一位童颜鹤发的老人正聚精会神地挥毫泼墨。正堂上挂一副画，画上有只仙鹤栩栩如生扶摇欲飞，一轮红日沉烟海，气势磅礴。皇帝连忙作揖叩问老人高寿，答曰：“我常服仙鹤草煮红枣，迄今已有两个花甲。”皇帝此时才悟出这“天下第一家”名字的涵义。

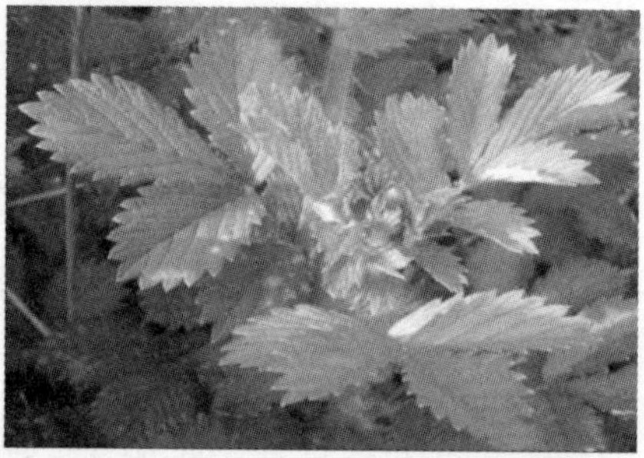

仙鹤草，又名龙芽草、黄牛尾、蛇疙瘩，为蔷薇科植物龙芽草的全草。味苦、涩，性平，归肺、肝、脾经。能止血凉血、强心健胃、截疟、止痢、解毒。用于咳血、吐血、崩漏下血、疟疾、血痢等。

# 通鼻利窍田胡椒

从前有个妇女，孩子刚满两周岁时，丈夫就得病去逝了。有一天，她下田劳作时把孩子抱到了田头。不久天上下起毛毛细雨，又刮起风，娇嫩的孩子鼻塞了，接着又咳嗽起来。不停地哭，急得她一筹莫展。为了哄住孩子，母亲从田埂上摘了几株葡萄状的柔软小草，让孩子闻那散发出来的香气。

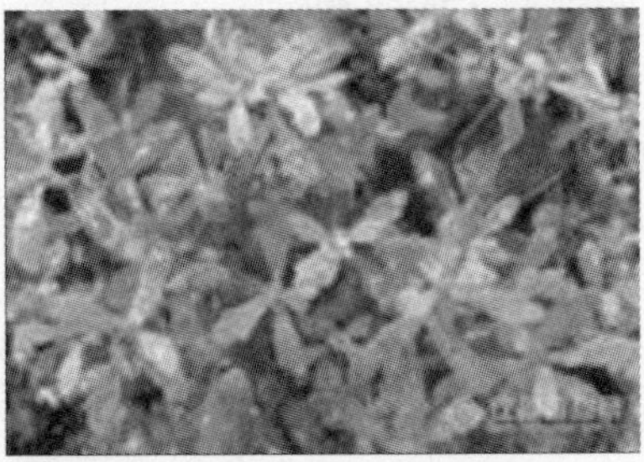

谁知孩子闻了一会就不哭了，她又摘了一些搓成草丸让孩子闻，结果，竟治好了孩儿的鼻塞、咳嗽。她不知此药草叫什么药，就用自己的田姓，将这小草取名为“田胡椒”。以后，人们每逢伤风流涕，就用此草塞鼻，效果颇好。

田胡椒，又名鹅儿不食草、鹅不食草、鹅不食等，为菊科一年生草本植物石胡荽的全草。味辛，性温。入肺、肝经。有通窍散湿、祛风消肿、通鼻利窍，明目去翳之功效。

# 补肾壮阳用仙茅

据说唐明皇李隆基因沉迷于酒色导致身体未老先衰，虽说年纪不大，可是身体却出现了一系列衰老的症状，诸如疲乏无力、食欲不振、腰膝冷痛、头晕耳鸣等。当时的御医也没有什么好办法，为此他就派人四处求医问药。当时有一个婆罗门僧人知道了这件事情，便进宫将一种叫做仙茅的药物献给了皇上。

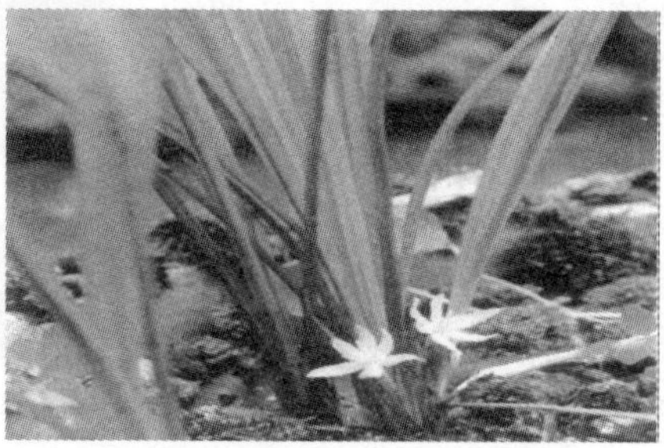

唐明皇服用后很快康复，且精力日渐充沛，于是将其视为宫廷禁方不得外传。后来，唐朝爆发了安史之乱，宫廷的秘方流散民间。据说因其叶似茅，久服身轻而得名。

仙茅，又名独脚仙茅、独脚丝茅、棕包脚等，为石蒜科植物仙茅的干燥根茎。味微辛，性温，有小毒，入肾经。能补肾壮阳，消肿止痛。

# 抗敏清热选地龙

传说，宋太祖赵匡胤登基不久，患了“蛇缠腰”（带状疱疹），他的哮喘病也一起复发了。宫庭里的太医们绞尽脑汁，也没有治好他的病。一天，一位医官想起洛阳有个擅长治皮肤病的药铺掌柜，外号“活洞宾”，就推荐他来给赵匡胤治病。

“活洞宾”奉旨来到宫中，仔细看了赵匡胤的病情，只见环腰布满了豆粒大的水泡，像一串串的珍珠。赵匡胤摆出威严的样子问道：“朕的病怎么样？”“活洞宾”道：“皇上不必忧愁，小民有好药，涂上几天就会好的。”赵匡胤冷冷一笑道：“许多名医都没有办法，你怎敢说此大话？”“活洞宾”说：“倘若不能治好皇上的病，小民情愿杀头。”



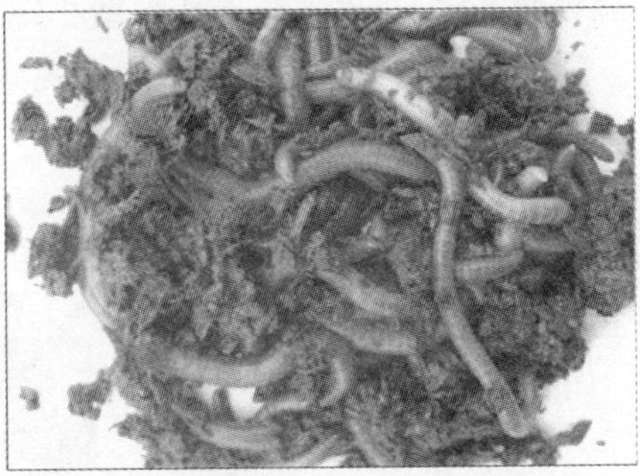

“活洞宾”来到殿角打开药罐，取出几条蚯蚓放在两个盘子里，拌上蜂蜜，不久，蚯蚓即溶为液体。“活洞宾”用棉花蘸上此液体涂在赵匡胤的患处，赵立刻感到全身清凉舒适。他又捧上一盘药品请赵匡胤服下。赵匡胤惊问：“这是何药？既可外用，又可内服？”“活洞宾”怕讲出实话反而使皇帝疑心不愿服用，便随机应变地说：“皇上是神龙下凡，民间俗药怎能奏效？此药名曰‘地龙’，龙补龙自有神效。”赵匡胤听了非常高兴，就把药汁服下去了。七天后，赵匡胤的疹消、喘止。从此，“地龙”的名声和功用也就广泛地流传开了。

地龙，又名蚯蚓、蛐蟮，地龙干等，为蚯蚓的干燥全体。味咸，性寒，归肝、脾、膀胱经。能清热、止痉、活络、利尿、抗过敏。

# 益精明目地骨皮

传说有一天，慈禧太后突觉胸闷，眼睛视物模糊。御医们遂被诏进宫。有的认为，太后年老，火气重，应服些凉药；有的认为，太后脉细，全身出冷汗，用热药为上；还有的说，太后脉微，病入膏肓，难以救治。正当众说纷纭争论不休之时，班师回朝的钱将军说了他母亲曾患类似眼疾，用枸杞根皮煎汤清心明目祛病的事。众御医听罢，一致献上钱将军所说之方。试之，果然灵验，枸杞根皮确不虚传。

后来，太后召见钱将军，问所献何物？钱将军暗自思忖：在家乡，人们都有叫枸杞根，枸与"狗"谐音，太后素来多疑，如生误会，必招杀身之祸，何不改换一词？便道："启禀老佛爷，此药名曰'地骨皮'。"太后听罢大喜："好啊，把地骨皮都吃了，岂不能与天地同寿了！"因钱将军家住浙江嘉善县魏塘小镇，慈禧就给这药命名为魏塘地骨皮。瞬间，京城药铺都有挂出了"魏塘地骨皮"的牌子。从此，地骨皮便成了京城的一种名药。

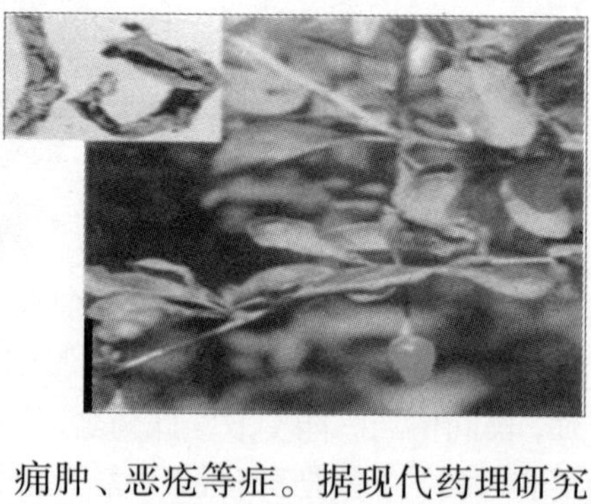

地骨皮，又名枸杞根皮、杞根、地骨等，为茄科植物枸杞之根皮。味稍甘、而后苦，性寒。归肺、肝、肾经。具有清热凉血，滋补肝肾，益精明目的功效。主治虚劳、潮热盗汗、肺热咳喘、吐血、衄血、血淋、消渴、眩晕、痈肿、恶疮等症。据现代药理研究，地骨皮有降血压、降血糖和解热的作用。适用于关节痛、低热、高血压、两眼昏糊及肾亏等症。

# 续筋接骨地鳖虫

古时候，有一家榨油的油坊。油坊里雇了很多人干活，其中有个叫王老大的老头儿是专管烧火的。一天早上，他正在灶下烧火，看到灰堆里爬出几个地鳖虫来，忙放下火锹去抓，小鳖虫呼地一声爬进灰堆里了。一会儿灰堆里又爬出几只来，他忙拿起火锹扑地一砸，可是一个也没砸着，直气得他连声叫骂。低头一看，还有一只，他又急忙砸下，结果把这只小鳖虫切成了两节。这时锅里正炒着菜籽，由于王老大急于捕虫，把这给忘了，致使锅里的菜籽全都炒黑了。第二天，王老大扫地时，无意中发现昨天那只被切成两节的小鳖虫又活了。再仔细一看，原来这只小鳖虫是自动连接起来的，连切断的痕迹都没有。他再仔细地观察，发现只有雌虫切断了才可以自动连接起来。一次，王老大的孩子一不小心从高高的山坎上摔下来，把腿摔断了。他请了几个医生都没能治好，这下可急坏了。忽然，他想起了地鳖虫，就抓来几只雌的，把它烘干，磨碎拌在香油里敷在儿子的伤处。没过多久，孩子的腿竟好了。从此，地鳖虫治瘀血、折伤的事便在民间传开了，并流传至今。

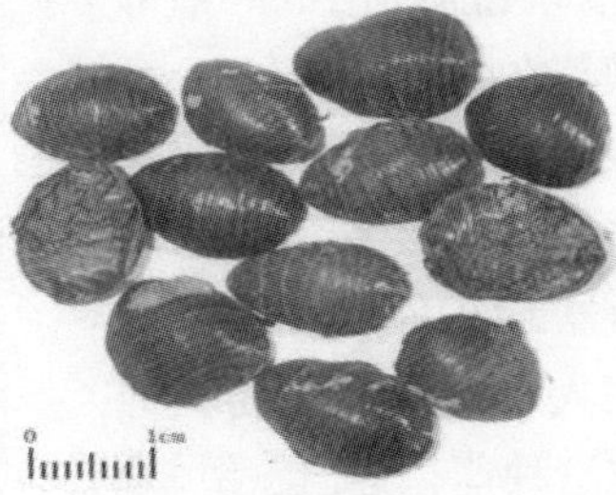

地鳖虫，又名土鳖虫、土王八、地乌龟等，为鳖蠊科动物地鳖的雌虫干燥体。味咸，性寒，有小毒。入肝经。能破瘀血，续筋骨。

# 疏风散寒用防风

传说古时大禹治水，当“地平天成”之时，在会稽大会诸候，论功行赏，并筹划日后的治国大计。各州省诸候，纷纷赶到会稽山下，一片欢腾，史称“执玉帛者万国”。可是同大禹的父亲一起治过水，如今又帮助大禹在浙江山地治水的防风氏，却没有赶到。大禹以为防风氏居功自傲，瞧不起自己。过了一天，防风氏赶到了，大禹一怒之下，便下令杀了防风。

防风被杀，这真是天大的冤枉。因为他从浙江赶到会稽，要经过苕溪和钱塘江，当时苕溪又发大水，防风氏接到通知后，虽然日夜兼程，但还是迟到了。



防风被无辜冤杀，当时从他头中喷出一股股白血。大禹感到奇怪，便命人剖开防风的肚皮，细看满肚都是野草，这才知错怪了防风，大禹后悔莫及。

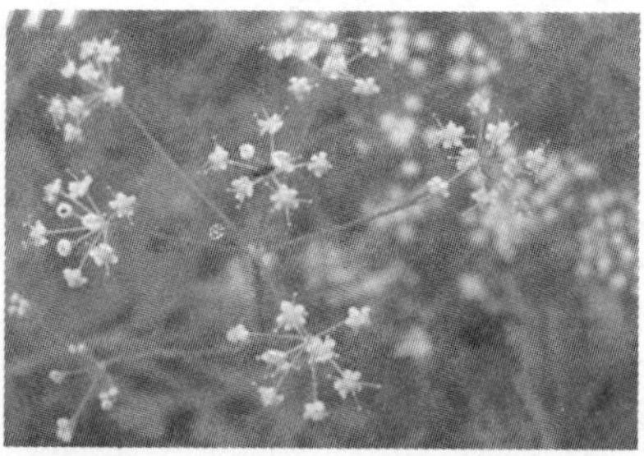

防风死时喷出的一股股白血散落在山野里，长出一种伞形羽状叶的小草。后来当地一些乡民为治水受了风寒，头晕脑胀，浑身酸痛，非常难忍。病人中有人梦见防风要他们吃这种草，说是能治风寒病。乡民们试着一吃，果然灵验。乡亲们说：“这是防风神留给我们的冤魂神草，就叫它‘防风’吧！”

防风，又名防风草、排风草、土藿香等，为繖形科植物防风的干燥根。味辛、甘，性温。归肝、脾、膀胱经。能疏散风寒，渗湿止痛，解表祛风，止痉。善治外感风寒、头痛、目眩、项强、风寒湿痹，骨节酸痛，四肢挛急，风疹瘙痒，破伤风等病症。是“风药中之润剂”，更是祛风之要药。

# 活血散瘀选红花

从前，有一姓徐的妇女产后病危，家人请来名医陆日严为其诊治。待他赶到病人家中，患者气已将绝，惟有胸膛微热，陆日严诊后考虑再三说："此乃血闷之病，速购数十斤红花方可奏效。"主人如数购来，陆日严用大锅煮红花，沸腾后倒入三只木桶，取窗格放在木桶上，让病人躺在窗格上用药气熏之。药汤冷后再加热后倒入桶中，如此反复。过了一会儿，病人僵硬的手指开始伸动。半天左右，病人渐渐苏醒，脱离了险境。家人不胜感激。有人问陆日严，此药为何如此神效？答曰："盖以红花活血之故也。"据记载，在古代埃及，红花只有贵族阶层才有权使用。当法老的木乃伊下葬时，用它来染外用的寿衣，以显示其高贵。据说王后克巴特拉的化妆品中也使用过此花。早在罗马厄禄王朝时期已作为药用，并将其视为一种"护身灵药"而流传。

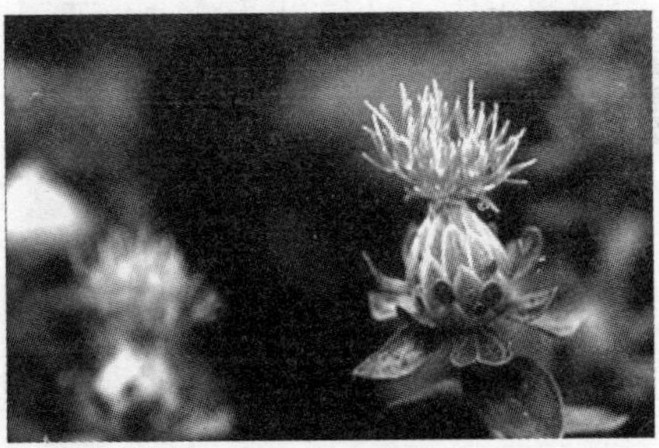

红花含红花黄色素及红花苷。红花油有降低血脂的作用。红花还有兴奋子宫、肠道、支气管平滑肌作用，能使子宫产生紧张性或节律性收缩，并可使肾血管收缩，肾血流量减少。红花还可改善皮肤色素斑，营养皮肤，使皮肤变得更富有弹性，延缓皮肤衰老。红花有较强的活血作用，故出血倾向者不宜用。因可兴奋子宫，所以孕妇忌用。

红花，又名草红花、刺红花、金红花等，为菊科植物。性味辛、微甘，性温，归心、肝经。有活血通经、祛瘀止痛之功。治经闭、产后恶露不行、瘀血作痛、痈肿、跌打损伤。

# 补脾益气话红枣



传说，有一位青年，好吃懒做，早已超过了当婚的年龄，还没娶上老婆，因为没有哪个姑娘愿意跟懒汉过一辈子。有一天，他突发奇想，要外出闯荡找媳妇。走出瓦石峡(若羌县的一个乡)不久，就迷了路，走了 3 天，还是一片沙漠，真是又渴又饿。第四天，他改变了方向，仅走了半天，就发现了一棵枣树，他吃了几颗未熟的枣儿，在枣树下睡了一觉。在梦中枣树问他："前边有一个人，父母双亡，他无力埋葬，你该怎么办?"经过了这次大劫难，他萌生了无数的美好天良，他醒来后，直奔前方。看见一个个子稍矮的男子痛哭不已，原来是他的父母得急病死了。这个青年抖掉了自己一身懒肉，下了把力气，帮助男子埋葬了父母，没料想这个男子摘掉了帽子，竟是个姑娘。姑娘看他是个好人，就执意要嫁给他。这里山清水秀，是个好地方，于是他拿定主意，和这姑娘结为夫妻。两人辛勤耕田，开出了一片绿洲。这就是美丽无比的若羌红枣的传说。

红枣起源于中国，在中国已有四千多年的种植历史，自古以来就被列为"五果"(桃、李、梅、杏、枣)之一，含有抑制癌细胞，甚至可使癌细胞向正常细胞转化的物质。

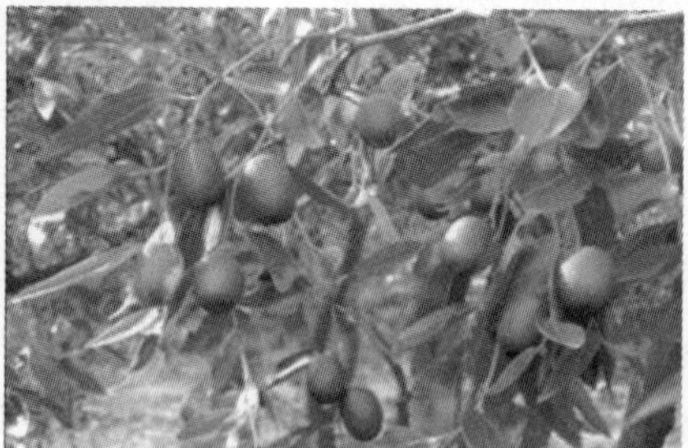

红枣，又名大红枣、干枣、枣子等，为落叶灌木枣树的干燥果实。味甘，性微温，归脾、胃经。能补脾益气，养血安神，有滋补作用。

# 活血止血红景天

据记载，清代康熙年间，我国西部的巢望阿拉布坦发动判乱，企图分裂祖国。为了平息叛乱，康熙御驾亲征。由于西部高原干旱，环境恶劣，加上官兵们长途跋涉，队伍劳顿，士气低落。在这样的情况下，部队战斗力大大减弱，屡屡战败。幸好有一位老药农，将草药红景天给兵士们泡酒服用。结果大家体力恢复，士气大振，一鼓作气打败了叛军。

康熙给红景天取名“仙赐草”。乾隆年间，蒙古土尔扈特部从前苏联伏尔加河流域回归祖国时给乾隆皇帝的贡品中就有红景天。东北部分地区，民间常用其作为补品和治疗疾病，用它煎水或泡酒来消除重体力劳动带来的疲劳及抵抗高寒山区的冬季寒冷。

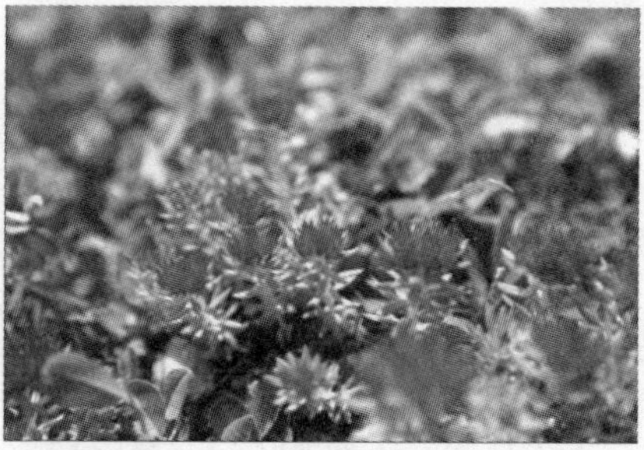

红景天，又名凤尾七、凤尾草、雾灵红景天等，为景天科多年生草木或灌木植物。味甘、苦，性平，归脾、肺经。有改善睡眠、生血活血、抗脑缺氧、抗疲劳、活血止血、清肺止咳、化淤消肿、解热退烧、滋补元气等功效；外用于治疗跌打损伤和烧烫伤。

# 补气滋阴西洋参

光绪二十一年前后，慈禧太后患有慢性腹泻，宫中的太医为其诊治时，需用人参补气健脾，为了防止人参药性温燥，而将处方中的人参改用西洋参。17 世纪 90 年代，康熙皇帝为了表示对满清祖先发祥地的崇敬，曾诏令禁止上长白山采伐草木，上山采挖人参的人少了，造成了人参供应的紧张，于是从国外进口西洋参。西洋参经贩运到中国可换得大量的黄金，因此，西洋参在北美一直有“绿色黄金”的美称。

西洋参原产加拿大、美国，1948 年江西庐山植物园从加拿大引种西洋参种子，并试验成功，但未能扩大发展。真正的引种驯化工作始于 1975 年，由中国科学院植物研究所在全国进行多点试验，取得引种试验成功。



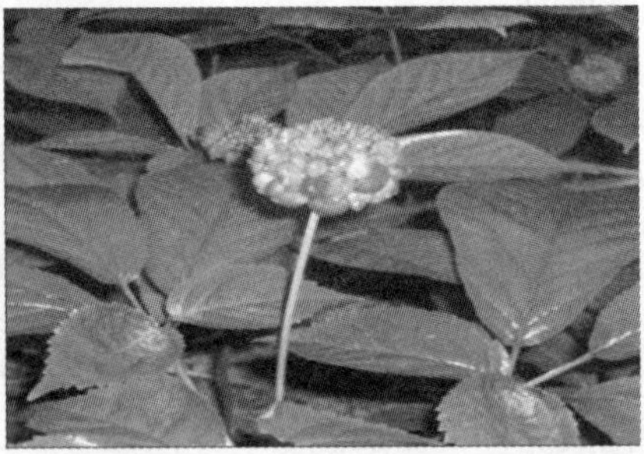

西洋参，又名西洋人参、洋参、花旗参等，为五加科植物西洋参干燥根。味苦、微甘，性寒，入肺、胃二经，为补益药。能补气养阴，清热生津。用于气虚阴亏、内热、咳喘痰血、虚热烦倦、消渴、口燥咽干。研究认为中国红人参属温补，西洋参属凉补，疗效各有长短，可视病患实际需要酌选应用。

# 祛风通络老鹳草

相传孙思邈在四川峨眉山时，遇到一位前来求医的病人。病人是一个40多岁的男子，住在岷江岸边，长年以打鱼为生，天久日长得了风湿病。每当天寒阴湿时便两腿红肿、关节僵硬、周身疼痛、行动不便。孙思邈先用自己配制的药为病人治病，可过了一段时间后却没有什么效果。于是，孙思邈又到山上采摘治疗风湿的草药，可令他失望的是，这些草药也未能使病人的病情有所好转。

有一天，孙思邈又去山上采药，无意间看到一只老鹳正在山崖上啄食一种草。他开始感到很奇怪。他想，老鹳长年累月生活在江河湖泊中，时时遭受阴湿之气侵袭，为何不得风湿？莫非老鹳啄食的草有治疗风湿的功效？想到这儿，他迅速攀上山崖，将老鹳啄食的那种草采回，用水熬成药汁，让病人服下。病人在服用一剂后感受到疼痛减轻，服用两剂后红肿消退，服用五剂后就能自己走路了。



孙思邈深为找到了能治疗风湿病的草药而高兴，却不知道这种草药叫什么名字。因为是老鹳帮自己找到的药，所以，孙思邈便给这种草命名为“老鹳草”。

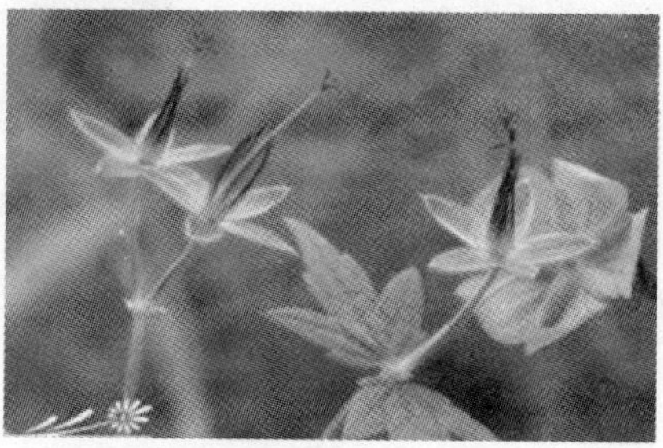

老鹳草，又名鹭嘴草、野番茄草、福雀草等，为多年生草本植物老鹳草之全草。味苦、微辛，性温。归肝、肾、脾经。能祛风通络、清热燥湿、强筋活血。主治风湿痹痛、肢体麻木、关节不利。

# 补血调经话当归

传说，在很久以前，有一对夫妻十分恩爱，但不幸的是妻子患病了，多次求医无效，丈夫便决定亲自去一座人迹罕至的深山采药，发誓一定要治好妻子的病，临行前对爱妻说：“我如三年不归，那就是我死了，你可以改嫁他人。”不料他果然三年未归，可怜的妻子为生活所逼，不得已就改嫁了。谁知事隔不久前夫采药归来，妻子后悔不已，觉得对不起前夫，便将前夫采来的药大量服下，意欲自杀，结果反而把病治好了。后来人们就把这种药草取名为“当归”。正如唐诗所云：“胡麻好种无人种，正是归时又不归。”李时珍在《本草纲目》中写道：“古人取妻为嗣续也，当归调血为女人要药，有思夫之意，故有当归之名。”



当归为妇科要药，由于许多传统的中药方剂中使用当归，有“十方九归”之说，并被称为“药王”。当归全身都是药，但药性各不相同。当归头止血，当归身补血，当归尾行血，全当归和血。

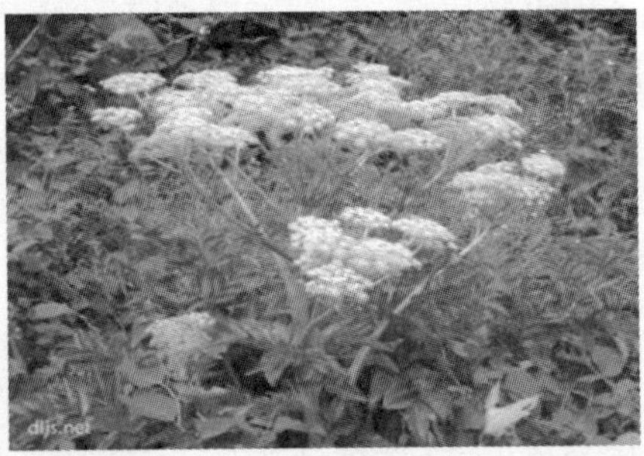

当归，又名秦归、云归、全归等。味甘辛，性温，无毒，入心、肝、脾经。能补血活血，调经止痛，润肠通便。

# 润肺化痰用百合

相传，曾经有一伙海盗打劫一个渔村，除了把渔民家里的金银财宝和粮食衣物抢劫一空外，还把许多妇女和儿童挟持走，带到茫茫大海中的一个孤岛上。

由于孤岛上没有船只，所以妇女和儿童都没法逃跑。过了几天，海盗又出海打劫。然而，在海盗出海后，海上突然刮起了台风，把海盗的贼船打翻了，海盗们一个个都葬身海底。守在孤岛上的妇女和儿童得到了暂时的解脱，但半个月之后，海盗抢来的粮食便被他们吃完了。面对茫茫无际的大海，既没有船只来救援，又没法给村里人送个信来接应，他们只得等待着，并挖些野菜，采点野果，在岸边捡点鱼虾来充饥。有一次，他们挖来一种草根，圆圆的，像大蒜一样，根块肉厚肥实，便把它洗干净，放到锅里煮熟，一品尝，还有点香甜味，大家随即饱饱地吃了一顿。此后，他们就一直采挖这种草根来充饥。

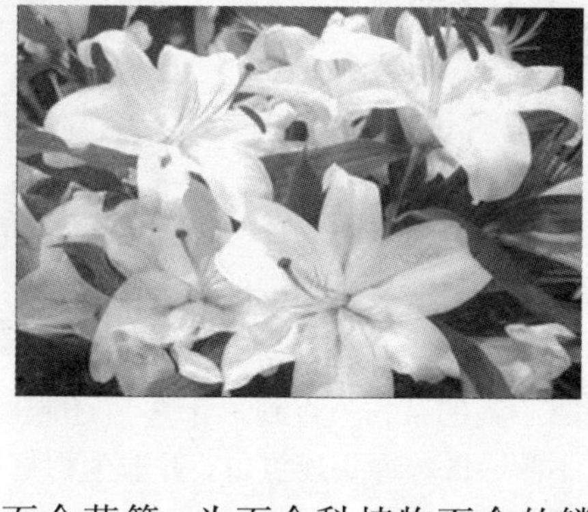

至于这种草叫什么名字，还没人知道，因考虑到遇难的妇女儿童正好是一百人，此草是他们百人合力共同采挖品尝后才发现的，所以，采草人就给它起了个名字叫“百合”。从此，“百合”这个名字便一直沿用了下来。

百合，又名重迈、强瞿、百合蒜等，为百合科植物百合的鳞茎。味甘、微苦，性平。归肺、心经。具有润肺止咳、清心安神、清热凉血、美容养颜的功效。

# 清肝明目决明子

有个秀才，还不到六十岁就得了眼病，看不清东西，走路需拄拐杖，人们都叫他“瞎秀才”。

有一天，一个南方药商从他门前经过，见门前有几棵野草，就问这些草苗卖不卖？老秀才反过来问：“你给多少钱?”药商说：“你要多少钱我就给多少钱。”老秀才心想：看来这几棵草还挺值钱，就说：“俺不卖。”药商见他不卖就走了。

过了两日，南方药商又来了，还是要买那几棵草。这个瞎秀才门前的草已经长到三尺多高，茎上开满了金黄公花。老秀才见药商又来买，知道这草一定有价值，要不然他为何老要买？秀才更舍不得卖。



秋天，这几棵野草结了草籽。老秀才一闻草籽味挺香，觉得准是好药，就抓了一小把，每天用它泡水喝，日子一长，眼病竟然好了，走路也不拄拐杖了。又过了一个月，药商第三次来买野草。见没了野草，问老秀才：“野草你卖了?”“没有”，老秀才就把野草籽能治眼病的事说了一遍。药商听了后说：“这草籽叫决明子，是眼病良药，要不我怎么三次来买。它能治各种眼病，长服能明目。”后来，老秀才因为常饮决明子泡的茶，一直到八十多岁还眼明体健，曾吟诗一首：“愚翁八十目不瞑，日数蝇头夜点星，并非生得好眼力，只缘长年饮决明。”

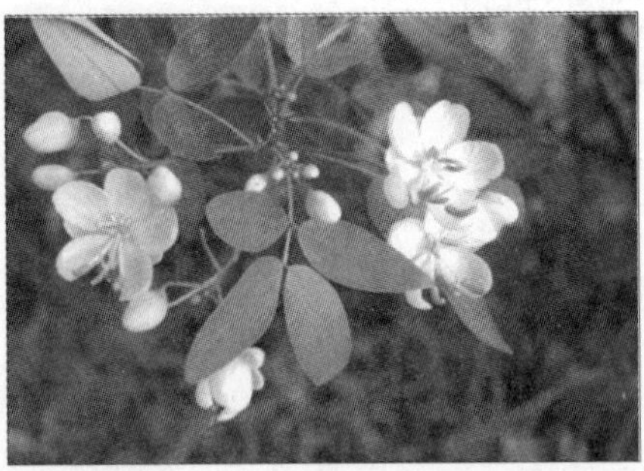

决明子，又名草决明、还瞳子、假绿豆等，为豆科植物决明的成熟种子。味甘、苦、咸，性微寒，入大肠经。能清肝火，散风热，明目，润肠。

# 补肾助阳话虫草

古时候，在桐乡乌镇有位孔裕堂先生，他的弟弟3年来体质怯弱，总出大量虚汗，就算是炎热的夏季，因为特别怕风，也只能在室内关窗闭门，从不外出见客。

这期间求医无数，服药无数，病情却依旧，没有丝毫起色。后来，有位亲戚从四川经商归来，看到患者体弱，便将自四川带回的3斤补品"冬虫夏草"赠送给他。出人意料的是，原本体弱多病的患者在每日食用由"冬虫夏草"烹煮的菜肴后，竟然渐渐痊愈了……据说女皇武则天年老时肺虚，咳嗽不止，服用冬虫夏草炖鸭，颇有疗效。

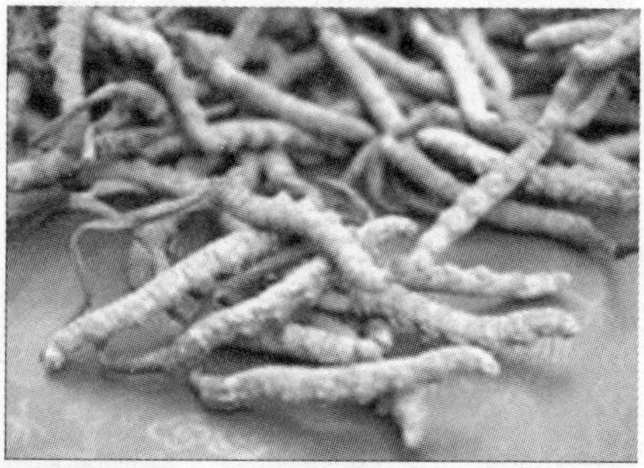

人们应用冬虫夏草已有1000多年的历史，它主要生长在海拔3000～4500米的高寒地带，分布于四川、云南、贵州等地。冬虫夏草是名贵的滋补药材，与人参、鹿茸并列三大补药，也是我国传统的出口商品，在海内外享有盛誉。

虫草，又名冬虫夏草、冬虫草、夏草冬虫等，为麦角菌科植物冬虫夏草菌的子座及其寄主蝙蝠蛾的幼虫尸体。味甘，性平，归肺、肾经。有补肾助阳、止血化痰之功效。适用于肾气亏虚所致的阳萎、遗精、腰膝酸软，及肺气亏虚或肺肾两虚所致的久咳、虚喘、痨嗽、咯血等症。

# 妇科之花谈芍药

东汉神医华佗在其后宅辟药园，对种植的每味药他都要仔细品尝，弄清药性后，才用到病人身上。有一次，一位外地人送给华佗一棵芍药，他就把它种在了屋前。华佗尝了这棵芍药的叶、茎、花之后，觉得平平常常，似乎没有什么药性。

一天深夜，华佗在灯下看书，突然听到有女子哭声。华佗颇觉纳闷，推门走出去，却不见人影，只见那棵芍药。华佗心里一动：难道它就是刚才哭的那个女子？他看了看芍药花，摇了摇头自言自语地说："自己全身上下无奇特之处，怎能让你入药？"转身又回屋。

谁知刚刚坐下，又听见那女子的啼哭声。华佗觉得奇怪，喊醒熟睡的妻子，将刚才发生的事给她描述了一遍。妻子望着窗外的花木药草说："这里的一草一木，到你手里都成了良药，唯独这株芍药被冷落一旁。"华佗听罢笑道："我尝尽了百草，药性无不辨得一清二楚，该用什么就用什么，没有错过分毫。但这芍药确实不能入药。"

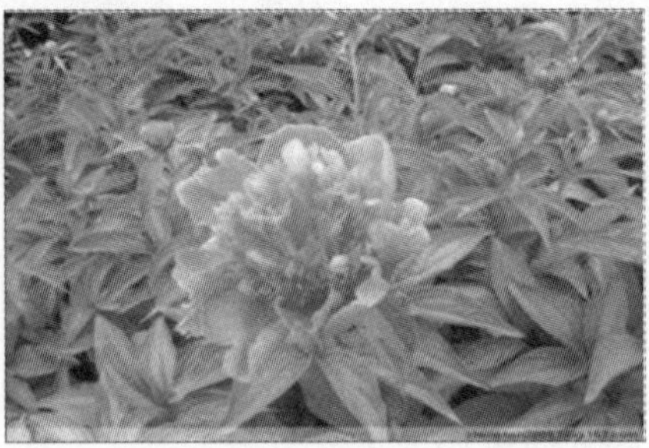

事隔数日，华夫人血崩腹痛，用药无效。她瞒着丈夫，挖起芍药根煎水喝了。不过半日，腹痛渐止。后来，华佗对芍药做了细致的试验，发现它不但可以止血、活血、而且有镇痛、滋补、调经的效果。

芍药，又名离草、婪尾春、黑牵夷等，分赤芍和白芍两种，为毛茛科植物芍药之根。味酸苦，性微寒，入肝经。能养血敛阴，柔肝止痛。主治月经不调，痛经等妇科疾病。

# 散寒止痛用肉桂

相传古代四大美女之一的西施，抚琴吟唱自编的《梧叶落》时，忽感咽喉疼痛，遂用大量清热泻火之药，症状得以缓和，但药停即发。后另请一名医，见其四肢不温，小便清长，六脉沉细，乃开肉桂一斤。药店老板对西施之病略有所知，看罢处方，不禁冷笑："喉间肿痛溃烂，乃大热之症，岂能食辛温之肉桂?"便不予捡药，侍人只得空手而归。西施道："此人医术高明，当无戏言。眼下别无他法，先用少量试之。"

西施先嚼一小块肉桂，感觉香甜可口，嚼完半斤，疼痛消失，进食无碍，大喜。药店老板闻讯，专程求教名医。名医答曰："西施之患，乃虚寒阴火之喉疾，非用引火归元之法不能治也。"肉桂用于治喉间痈疮，属特殊情况。

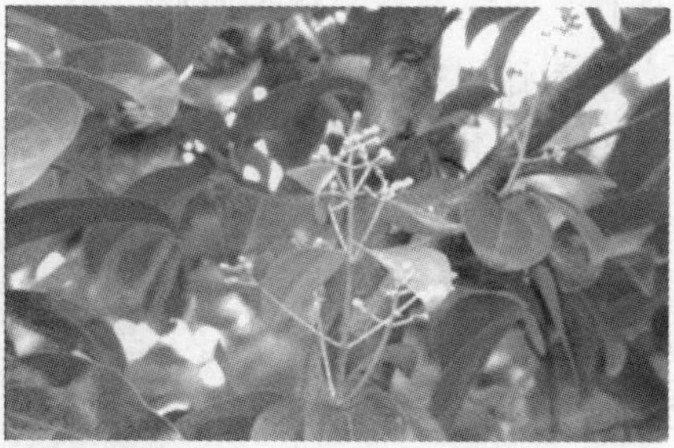

肉桂，又名玉桂、大桂、辣桂等，为樟科植物常绿科乔木桂树的干燥树皮，有浓烈的特殊香气。味甜、微辛，性大热，归肾、脾、心、肝经。温中补阳，散寒止痛。有补元阳，暖脾胃，除冷积，通血脉之功效。

# 跌打刀伤刘寄奴

众所周知，刘寄奴是宋武帝刘裕的小名，可为什么又成了一味中药名呢？

原来传说刘寄奴小时候上山砍柴，一次见一巨蛇，急忙拉弓搭箭，射中蛇首，大蛇负伤逃窜。

第二天他又上山，却隐隐约约从远处传来一阵阵捣药声。随声寻去只见草丛中有几个青衣童子正在捣药，便上前问道："你们在这里为谁捣药？治什么病呢？"童子说："我王被寄奴射伤，故遣我们来采药，捣烂敷在患处就好了。"寄奴一听，便大吼道："我就是刘寄奴，专来捉拿你们。"童子吓得弃药逃跑，寄奴便将其草药和臼内捣成的药浆一并拿回，用此药给人治疗，颇有奇效。



后来，刘寄奴领兵打仗，凡遇到枪箭所伤之处，便把此药捣碎，敷在伤口，很快愈合，甚为灵验。但士兵们都不知道叫什么药，只知是刘寄奴射蛇得来的神仙药草，所以就把它叫"刘寄奴"。这是历史上唯一用皇帝的名字命名的中草药，一直流传到现在。

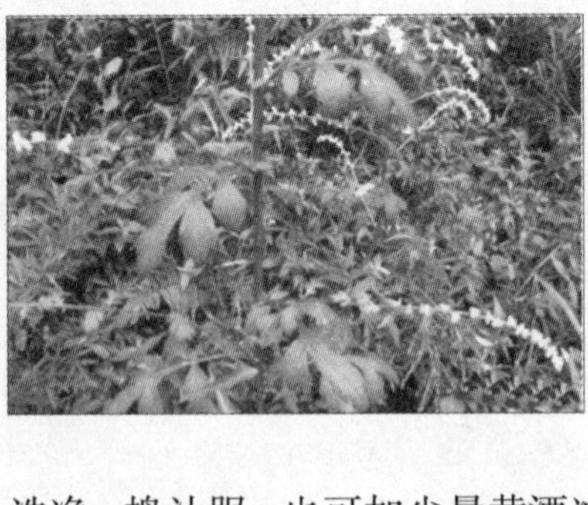

刘寄奴，又名九牛草、野马兰头、六月霜、化食丹等，为多年生草本植物刘寄奴的干根。味苦，性温，归心、肝、脾经。具有活血、通经、止痛、消食之功。凡遇跌打刀伤可用刘寄奴鲜草捣碎，直接敷在伤口上便可；也可用干草一两煎服；或用鲜草二两，洗净，捣汁服；也可加少量黄酒冲服。食积不消、肚痛胀满，以及丝虫病引起的橡皮肿，可用干草一至二两，煎服。

# 清热生津话芦根

从前，江西某山区，有个开生药铺的老板。因为该地方圆百里内只有他这么一家药铺，所以这个老板也就成了当地的一霸。不管谁生了病都要吃他的药，他要多少钱就得给多少钱。

有一穷人的孩子发高烧，病得很重，穷人来到这药店问老板吃什么药？老板说退热吃“羚羊角”，五分羚羊角就要了十两银子。穷人说：“求你少要点钱吧，这么贵的药咱穷人吃不起。”老板说：“吃不起就别吃，我还不想卖呢。”穷人没办法，只好回家守着孩子痛哭。正巧外面来了个叫花子，听说这孩子发高烧，家里又穷得无钱买药便说：“退热不一定非吃羚羊角不可。”穷人急问：“还有便宜的药吗？”“有一种药不花一分钱。”“什么药？”“你到河塘边挖些芦根回家烧汤喝，芦根治病效果好。”穷人急忙去挖了些鲜芦根回家煎汤给孩子服下去，孩子果然退了烧,穷人十分高兴，就和叫花子交了朋友。从此这里的人们发热时就再用不着求那老板了，芦根成了一种不花钱的退烧药。

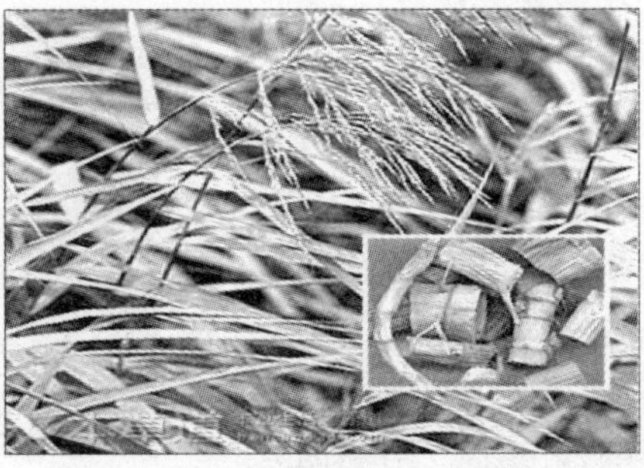

芦根，又名芦柴根、芦通根等，为禾本科植物芦苇的鲜根。味甘，性寒，归肺、胃经。能清热生津，解渴止呕。具有利尿解毒，清凉镇呕，用于热病口渴小便赤热以及黄疸等。常用于治疗热病咳嗽，痰黄稠粘；肺痈咳嗽，吐醒臭脓痰；胃热呕吐、呃逆及热病后期，津液不足，口干舌红等病，可鲜芦根捣烂绞汁内服，也可配伍其他中草药服用。

# 养血舒郁合欢花

传说，古时候彝族聚居地楚雄是一个知府的住所，这个荒淫无耻的好色知府建造了一座“天仙园”，专门挑选漂亮的姑娘供上方官吏寻欢作乐，使许多彝族姐妹陷入火坑。后来，有位叫咪依鲁的美丽姑娘为解救彝族姐妹，自愿来到“天仙园”当侍女。几天之后，咪依鲁头上插着一枝浸过剧毒物质的马缨花来“天仙园”侍候各路仕官，并伺机将浸过剧毒的马缨花放入酒中与仕官们对饮。这些好酒色的官吏一杯接着一杯和咪依鲁对饮起来，不一会儿便毒性大发而死，咪依鲁也安祥地闭上了眼睛。为了纪念咪依鲁舍身相救的崇高品质，人们便把马缨花叫做“合欢花”。



自古以来，昼开夜合的合欢花一直是象征使人团结友爱、欢乐愉快的植物。每年的六、七月份是合欢花盛开的季节，那一朵朵伞房状的头状花序，簇生于叶腋或密集于枝端，三个一丛、四个一团聚在一起，其乐融融，美丽绝伦，让人充满一种“家和万事兴”的幸福感觉。

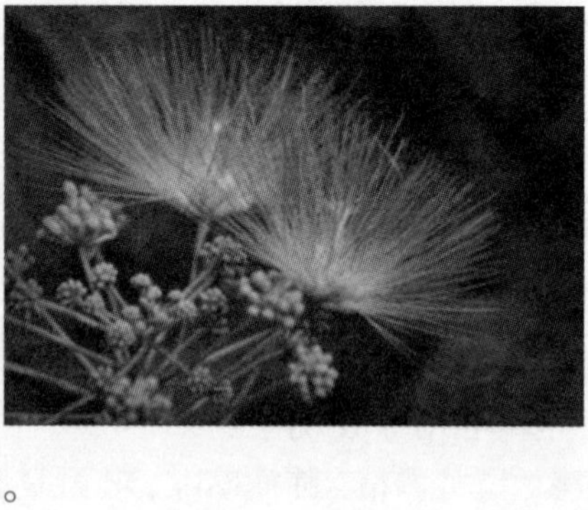

合欢花，又名马缨花、夜合花、夜合米等，味甘，性平，归心、脾经。有养血、舒郁、清心、明目、安神、活络、消肿、止痛的功效。治疗郁结胸闷、失眠、健忘、风火眼疾、咽痛、痈肿疼痛等病症。用药时注意，已开放的花，功效不及花蕾。

# 解郁散风话杏仁

相传，明代翰林学士辛士逊夜宿青城山道院，梦见黄姑传授秘方：每天早上食杏仁 7 枚，可延年益寿、耳聪目明。此后，辛士逊坚持食杏仁，果然至老肢体轻健，心力不倦。

药学家李时珍认为："杏仁能散能降，故可解郁散风，降气润燥。"杏不仅是延年益寿之佳品，杏的果、仁、叶、树皮、树根均可药用。杏仁分苦杏仁和甜杏仁两种，临床应用多以苦杏仁为主。

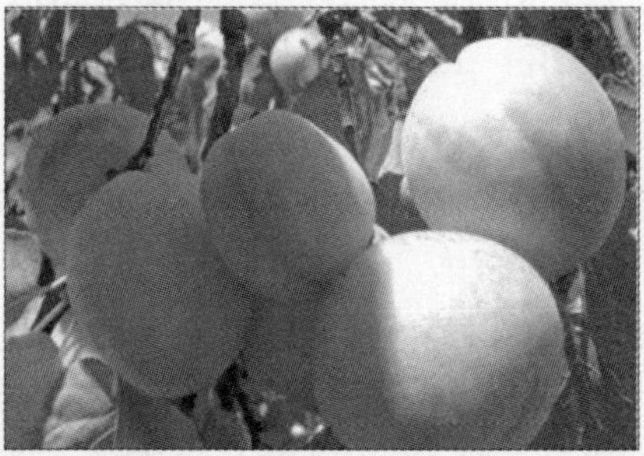

杏仁，又名苦杏仁、光杏仁，为蔷薇科植物杏或山杏的干燥成熟种仁。味苦、性温、有小毒，入肺、大肠经。能止咳定喘，润肠通便。

# 燥湿健脾用苍术

相传在茅山观音庵，有个会看百病的老尼姑，在方圆百里享有盛名。但这老尼姑既贪财又懒惰，对没钱的病人常常用些不济事的便宜药打发了事。又由于懒惰，上山采药的苦活也就落在了小尼姑一个人身上。这可苦了小尼姑，因为她只知道漫山遍野埋头挖药，却不懂药性。有一次，一个患了吐泻重症的穷人前来向老尼姑求药，老尼姑因嫌弃穷人身无分文，硬是把穷人给赶走了。心地善良的小尼姑见状非常气愤，便偷偷追随出去将老尼姑认为没用而扔掉的一把开白花的药草给了那个穷人。



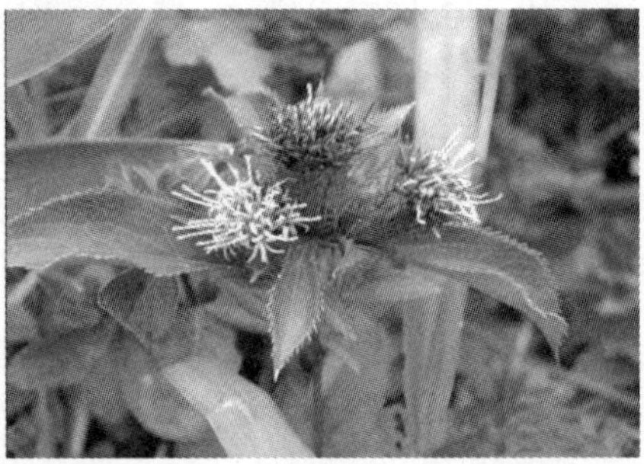

事后，小尼姑又后怕起来，担心药草会吃坏了那个穷人。谁知过了几天，奇迹竟发生了，这穷人竟来到观音庵，千恩万谢小尼姑的药草治好了他的吐泻病。老尼姑颇感奇怪，私下严审小尼姑偷的是何药。经小尼姑仔细查认，终于找到了这种药草。后来，小尼姑不堪受气，逃出观音庵回家还俗，并拜当地一老郎中为师，整日挖药、认药，并渐识药性。她逐渐发现当初那种药草有点像白术，不过开白花，根苍黑，便将其唤作“苍术”。

苍术，又名苍茅术、穹窿术、南苍术等，为菊科植物茅苍术的干燥根茎。味苦、辛，性温，香气浓郁，归脾、胃经。有燥湿健脾，化湿解表，祛风湿明目之功效，除了能用于治疗湿滞中焦引起的吐泻、脘腹胀闷等症外，还可治疗外感风寒、风湿痹痛、眼目暗涩等症。

# 滋阴益肾旱莲草

相传唐代有个叫刘简的人，平生爱慕仙道，听说哪里有名山仙迹，定会去游览拜访。开元(公元713—741年)初年刘简遇到一位自称“虚无子”的采药老人，虚无子被刘简锲而不舍的精神所感动，便把他带到自己的药园参观。虚无子对他说：“长生不死是不可能的，但长寿是可望的。”虚无子指着水池边一种长得墨绿匀嫩的草说：“别以为只有高山上的灵芝是仙草，这水边也长仙草，我就是常食这种草药，活到百岁而发不白，耳聪目明的。”临别时，虚无子送给刘简一包药种，让他回去后种在水池或水田边，等苗长到2公分以后即可开始服用。嫩时可当菜吃，夏秋可采鲜茎叶煎水喝，每天用三两左右。冬天则用阴干的茎叶，每天一两煎水饮用。长期坚持，必有所成。刘简回家后按照虚无子的吩咐，种植、食用，果然也活到一百多岁而发不白、耳不聋，还能看清书上的小字。因这种植物叶墨绿，刘简便给它取名为墨斗草或旱莲草。



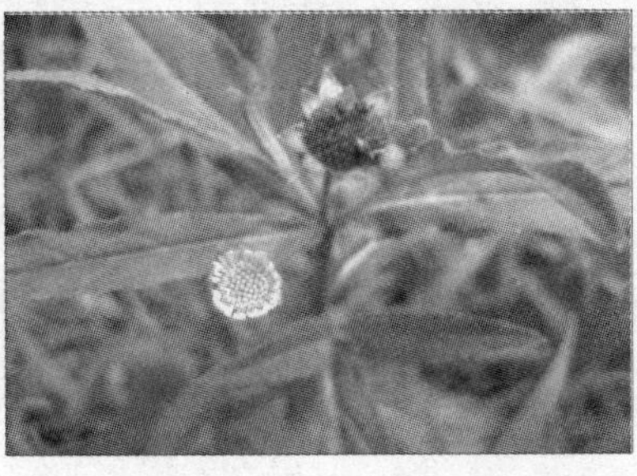

旱莲草，又名墨旱莲、墨斗草、墨菜等，为菊科植物鳢肠的全草。味甘、酸，性凉，归肾、肝经。能凉血、止血、补肾，益寿延年。用于牙齿松动、须发早白、眩晕耳鸣、腰膝酸软、阴虚血热、吐血、血衄、尿血、血痢等。

# 滋养肺阴麦门冬

相传，在秦始皇时代，有一只鸟衔来一株草，绿叶像韭菜，淡紫色花瓣，与绿叶相映，煞是雅致。秦始皇便派人问鬼谷子，此草为何？据说鬼谷子擅长养性持身，精通医术。他见此草便说："此乃东海瀛州上的不死之药。人死后三天，用其草盖其身，当即复活，但一株草只可救活一人。"秦始皇闻之，遂派方士徐福为使者，带童男童女数千人，乘楼船入东海，以求长生不老之药。

后来，徐福一去不返，当然秦始皇寻仙药也只是梦想。其实，麦门冬并不是如鬼谷子所言，会有那么神奇的功效，但对于治理咽喉炎确实有很好的作用。咽喉属于肺胃，若外感风热之邪，熏蒸肺系，或多食辛辣煎炒之品，引动胃火上蒸，津液受灼，而生痰浊，痰火蕴结，皆可导致咽喉肿痛，涉及西医学的急性咽喉炎、扁桃体炎等。麦门冬既可以滋养肺阴，又可以清除肺热，阴虚或者是实火，麦冬都非常有效。

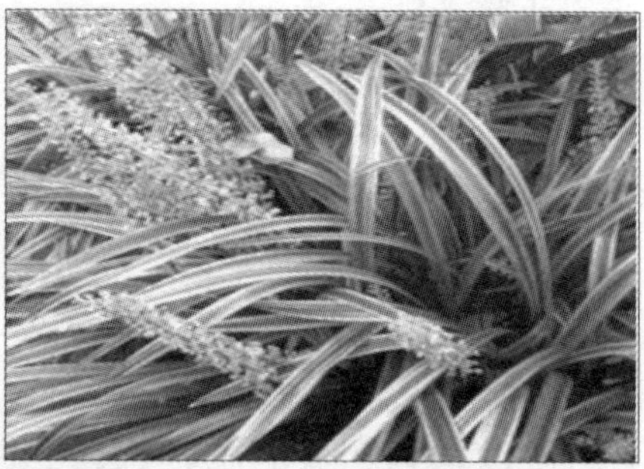

麦门冬，又名麦冬、沿阶草、阔叶麦冬等，为百合科麦冬属及沿阶草属植物，以块根供药用。味甘、苦，性微寒，入肺、胃、心经。具有养阴清热、润肺止咳的功效。现代医学认为麦冬具有强心、利尿、抗菌的作用。主治热病伤津、心烦、口渴、咽干、肺热燥咳。

# 破血止血用卷柏

相传在昆仑山上，有一个金光闪闪的天池，那是王母娘娘洗澡的地方。在天池岸上，生长着一种仙草，这种仙草能使人起死回生。

有一年民间大旱，瘟疫流行，成千上万的百姓死亡。住在天池中的龙女，看到人间遭受灾难，十分同情，便把天池岸上的仙草偷偷带到人间为百姓治病，普救众生，成千上万死去的百姓幸免于难。龙王知道此事后，大发雷霆，一怒之下把龙女打下人间。龙女到人间后，心甘情愿变成此草，普救众生。此草生命力顽强，晾干后放入水中又可生长，故名还魂草。



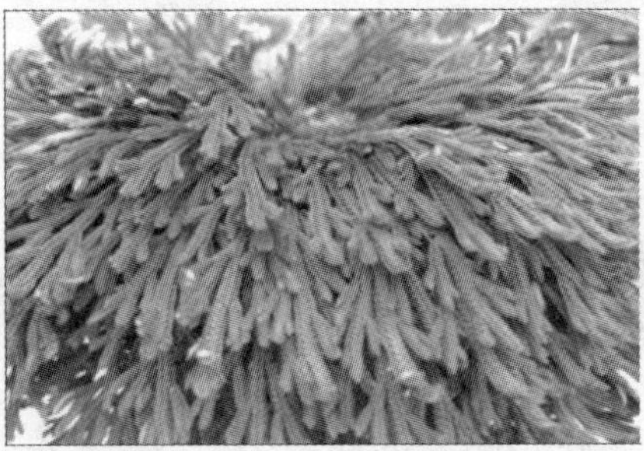

曾有人把这种植物全株做成干制标本，放在植物分类标本橱中，几年后，这株干草无意间落到了水池中。待第二天被人发现时，人们惊奇地看到，它竟舒展开全部枝叶，又变得生机勃勃了。故此草还有一个强大的名字“九死还魂草”。

卷柏，又名九死还魂草、还魂草、长生草等，为卷柏科植物卷柏的干燥全草。味辛，性平，入肺、肝经。生食破血，炒制的止血。常用于妇女经闭血瘀；治大便出血、内痔出血、子宫出血；另外还用于治疗脱肛。

# 凉血消瘀选丹皮

相传一千多年前，苏州虎丘山下有一织绸好手名叫刘春。随便哪种花，随便哪种鸟，她只看上两眼就能织出来。她所织出的花，像刚摘下来一样，鲜艳水灵；绣出的彩鸟仿佛人一呼唤，便会拍翅飞翔，栩栩如生这一年，府台老爷的女儿要办嫁妆，限刘春月内织出24条丝嵌金被面，花样是牡丹。

刘春从来没见过花中之王——牡丹，不知如何织法，半个月过去了，刘春愁得脸色腊黄，日渐消瘦。一天半夜，她突然口吐鲜血，扑倒在织布机上。这时，一位美丽的姑娘飘然而至，将一瓶药液倒入刘春的口中，刘春即刻醒来。姑娘轻声说道："我是牡丹仙子，因抗拒武则天要让百花在严冬开放的旨意，从洛阳逃出。"说完，她用手一指，庭院内立即出现一朵朵怒放着的牡丹花，刘春喜出望外，望着这些盛开的牡丹，立即飞梭织起花来。一朵朵娇艳的牡丹花织出来了，招来成群的蝴蝶。府差拿起被面飞快送往州府。但刚进府门，被面上的牡丹花全部枯谢了，黯然无光。府台老爷气得派人去捉刘春，但刘春早已与牡丹仙子离去，只给乡亲们留下了那个药瓶。药瓶内只有半瓶根皮样的药材，后来人们才认出那根皮正是牡丹皮。

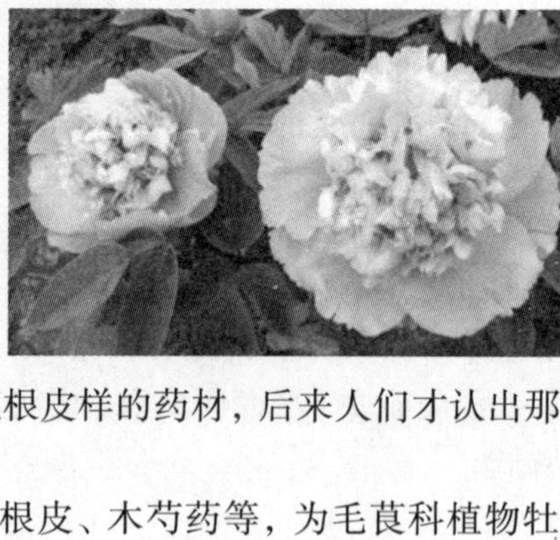

牡丹皮，又名丹皮、牡丹根皮、木芍药等，为毛茛科植物牡丹花之根皮。味苦、辛，性寒，入心、肝、肾经。清热、凉血、活血、消瘀。

# 行气止痛佛手柑

传说在很久以前，有个青年农民周德，早年丧父，与母相依为命，十分孝顺。其母患有胸闷肋痛之病，发作时胸腹胀满，隐隐作痛，不思饮食。周德看在眼里，心急如焚，夜不能寐。

一天傍晚，周德荷锄回家，走到村头看见一群人围着一位鹤发童颜的老者正在求医问药。周德挤入人群，向老者说明母病，求问老者有何良方。此时天色已晚，老者急欲赶路，遂取纸笔疾书数语，递给周德，嘱其按照字条去做，必能医好母病。周德回家打开字条灯下细看，上面写着“南山巅，佛手柑。山岭高，山路险。是孝子，不畏难。采得佛手柑，一半闻香味，一半入水煎。孝心可以感天地，高堂母病定能痊。”周德看罢，暗下决心，为治母病，千难万阻也要上山走一趟。他克服山路陡峭，荆棘丛生等险阻，终于登上南山山巅，找到了佛手柑树，树上结着金黄的佛手柑。走近佛手柑，但闻清香扑鼻，他精神顿时一振，一切乏累全都消散。周德大喜，遂将佛手柑采摘回家，按老者所嘱，给母亲服用。真是苦心人天不负，周德母亲果然痊愈。因果实顶端开裂如手指状，酷似佛象的手，故名“佛手柑”。

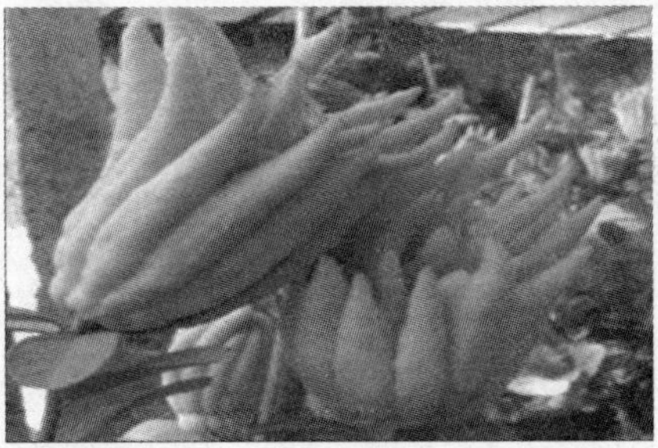

佛手柑，又名金佛手、佛手、福寿柑等，为芸香科常绿小乔木佛手的果实。味辛、苦酸，性温，入肝、脾、胃、肺经。有舒肝理气，燥湿化痰，理气开胃之功效。雅称“金佛手”，集药用观赏为一体，被称为“果中之仙品，世上之奇卉”。

# 燥湿化痰用陈皮

相传宋朝天圣元年，范仲淹在东台任盐仓监官，当时他的母亲体弱多病又不愿服用汤药。为此，范仲淹一筹莫展，忧心忡忡。有一天，他前往一位东台名医的住处，这位名医见他求医心切，便给了范仲淹一味良方：用糯米配以中药，制成药酒饮用。于是，范仲淹立刻找来中药和调酒师，制成此酒，范仲淹的母亲饮用后果然身体逐渐康复，而这种酒，就是最初的陈皮酒。

柑皮以储藏的时间越久越好，故称“陈皮”，陈皮以广东所产为佳，历史贸易中特称“广陈皮”，以别于其他省所产。广东三宝（陈皮、老姜、禾杆草）之首的陈皮出产在新会。清代大医师叶天士所开的中药“二陈汤”，特别写明“新会皮”。所以新会陈皮价格较高，皮比肉贵。

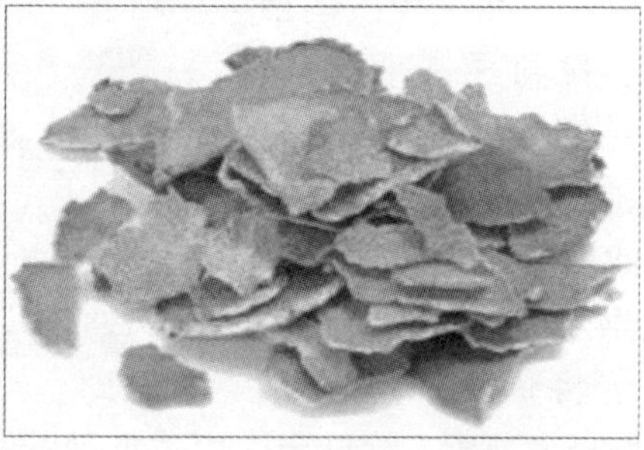

陈皮，又名桔皮、橘皮等，为芸香科植物橘及其栽培变种的成熟橘果皮。味苦、辛，性温。归脾、胃、肺经。具有理气开胃、燥湿化痰的功效。治疗胃部胀满、消化不良、食欲不振、咳嗽多痰等症。

# 腰膝酸痛用杜仲

很久以前，在福建太姥山下的一个村庄里，住着一位姓杜的老伯，膝下有三个儿子。不知从什么时候开始，这个村庄里有不少人得了一种怪病：腰膝酸痛，头晕目眩，全身疲倦。日子一久，便会丧失劳动力，连行动都很困难。杜老伯七十多岁那年，不幸也染上此病，因年老体弱，经不起折腾，不久便与世长辞了。

悲痛欲绝的三兄弟，料理完父亲后事后，决定到太姥山上去寻访名医，采摘药材，解救乡亲。但由于太姥山峰险崖恶，又有急流险瀑，毒蛇猛兽，要征服这些艰难险阻并非易事。为了找药，杜家三兄弟争着要上山，互不相让，最后以抽签形式决定。杜老二抽中，并发誓说："不达目的，决不回家。"



一晃三年过去了，杜老二在山上既没采到药，也没求得药方，心急如焚。一天晚上，在梦中见到了太姥娘娘。太姥娘娘对他说，在洞顶的石缝间有一棵大仙树，叫"丝连木"，只要将树皮采回去煎煮，病人服下此药汤便可痊愈。杜老二一觉醒来，果然在洞顶找到了那棵大树，于是便剥下一篓树皮赶回家，分发给村里病人服用。不久，大多数病人都恢复了健康，杜老二却因劳累过度而去世了。为了纪念善良无私的杜老二，便将"丝连木"改名为"杜仲"，因"仲"字有第二之意。

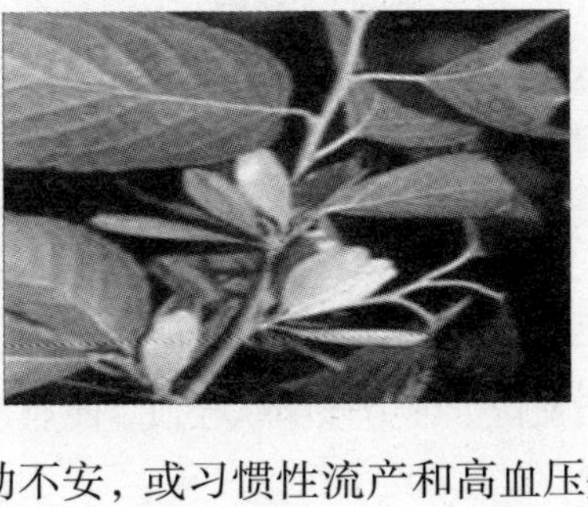

杜仲，又名思仙、思仲、木绵等，为杜仲科植物杜仲的干燥树皮。味甘、微辛，性温，入肝、肾二经。其主要功能为补肝肾、强筋骨、降血压、降血脂和安胎等。用于肝肾不足、腰膝酸痛、下肢痿软、阳痿尿频；肝肾虚弱、妊娠下血、胎动不安，或习惯性流产和高血压病。

# 补血扶正选阿胶

相传很久以前，民间流传着一种怪病，病人面黄肌瘦，卧床不起，直到气喘咳嗽、咳血而死。一时间万户萧疏，村镇冷落。当时，山东东阿县魏家庄有位美丽聪明的姑娘名叫阿姣，她的父母也不幸身患此病，双双去世。阿姣为使众乡亲脱离病痛，只身赴东岳泰山寻求治病药草。

一日，路遇一鹤发童颜长老。长老告知，病可治，药难得。要用一头小黑驴的皮，而这驴是老种蛟龙驹，凶猛异常。阿姣想着众乡亲的病痛，急忙拉着长老说：只要能救人苦难，豁出性命也心甘！长老听了，微笑点头，阿姣立刻拜师学艺。经过七七四十九天，把七十二路剑法练得精通，即拜别恩师，到深山去寻找小黑驴。



经过一番苦斗，阿姣制伏了小黑驴，即按长老吩咐，熬制驴皮。阿姣在锅内添八八六十四担泉水，烧九九八十一担桑柴，熬七七四十九个昼夜，亮晶晶，香喷喷的药胶出锅了。病人服一个好一个，想找恩人致谢时，长老和阿姣却都不见了。人们说，长老是药王菩萨下凡，把阿姣带上仙山当药童了。为了纪念阿姣姑娘，后来就把药胶叫做“阿胶”。又因此胶产于山东阿县，又用当地得天独厚的阿井水煎熬而成，故名阿胶。其中，以慈禧赐名的“福字牌”阿胶列为上品，名扬天下。

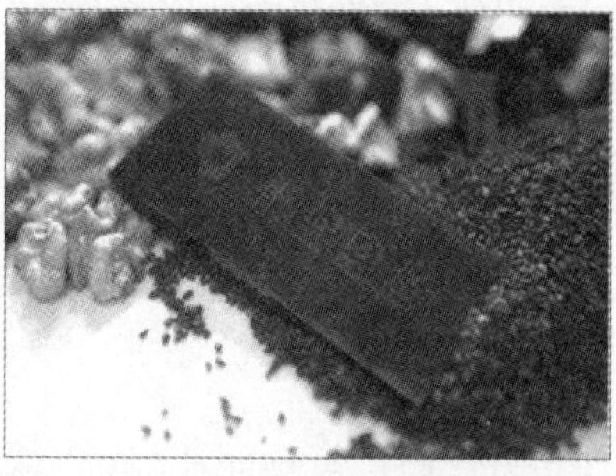

阿胶，又名驴皮胶、二泉胶、傅致胶等，为驴皮熬制而成。味甘，性平，归肝、肾经，是一味补血止血的良药。还具有滋阴养肺的作用。可治血虚、虚劳咳嗽、吐血、便血、妇女月经不调等。

# 祛风散寒用羌活

相传唐代，有一个名叫刘师贞的人，其兄患风湿顽症多年，长期卧床不起，家人遍访各地验方，皆无良效。一个晚上，刘师贞梦见自己为治兄病四处访医，忽遇见一位老翁，就上前求教道："我兄患有严重风湿病，虽经多方治疗，仍无良效，请问有何办法治疗?"老翁道："你兄所患风湿，一般药物是治不了的，但有一种药物可治，就是用胡王使者浸酒服可愈。"说完后老翁就不见了。

师贞知此是仙人托梦，连忙记住药名。可是他查遍了所有的医药书籍也找不到胡王使者这种药，只好走访名医药农，竟无一人知道是何药物，师贞十分着急，寝食不安。



就在此时师贞又做了一个梦，梦见逝世多年的老母亲，师贞向母亲诉说了哥哥的病情。并告知"曾有一仙人托梦授方，用胡王使者浸酒服可治，但无人知道胡王使者是何药物"。其母连忙告知道："胡王使者就是羌活。"师贞醒后即用羌活浸酒给兄饮服，其兄的多年顽疾果真慢慢痊愈了。从此，人们便知道了羌活的祛风湿作用。

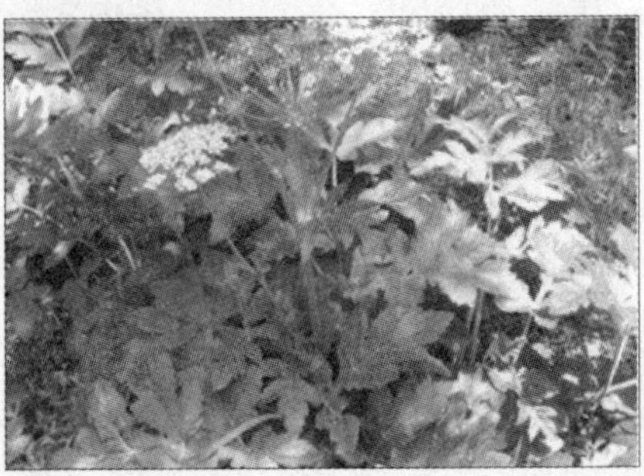

羌活，又名川羌、西羌、胡王使者等，为伞形科植物羌活的全草。味苦、辛，性温，入膀胱、肝、肾经。能祛风去湿，解热止痛，解表散寒。临床多用于治疗外感风寒所引起的发热、恶寒、头痛、身痛等证。现代研究证明羌活含有挥发油，油中含有蒎烯、柠檬烯、萜品烯醇等成分。

# 补肝益肾沙苑子

据传唐玄宗之女永乐公主少时体弱多病。“安史之乱”时奶妈带她逃到荔县沙苑，被一位70岁老人收留。她每日除家常便饭外，常喝老人给她配制的一种茶，两年之后，公主竟病患全无，脸色红润、眼睛明亮，娇美动人。在她离别时，老人又送她一葫芦药，并说：“此药既可治先天不足，又可治后天之伤，你留着备用吧！”公主回宫后将此药献给皇兄肃宗，肃宗连服半月，顿觉精神充沛，目明心爽，便赐其药为“沙苑子”，并指定为大唐贡品。

此贡品主产于陕西大荔县沙苑一带，其学名为皇帝亲赐。可治肝肾不足、腰膝酸痛、目眩、遗尿、白带等病症。《本草纲目》上曰：“补肾、治腰痛泄精、虚损劳乏”，颇有良效。



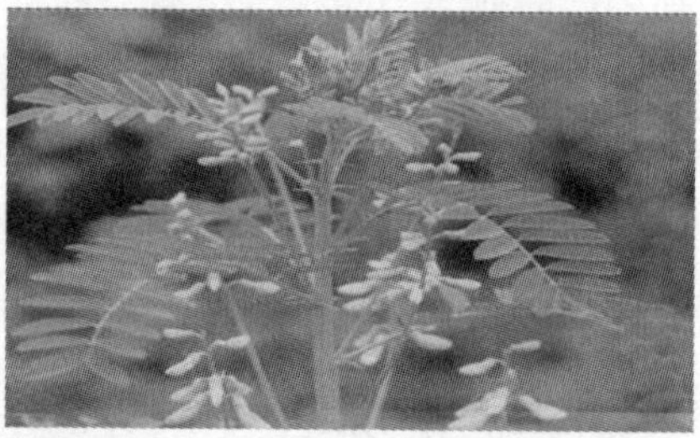

沙苑子，又名潼蒺藜、夏黄草、沙苑蒺藜等，为豆科植物沙苑子的种子。味甘，性温，入肝、肾经。具有补肝、益肾、明目、固精的功效。

# 养血安神何首乌

传说，顺州南河县的何田儿，因为体弱多病，到了58岁还没有娶妻，眼看就要绝嗣了。有一次，何田儿喝醉了酒睡在山里，看见两株藤草相隔三尺，但苗蔓能定时交合，费了很大劲才解开，解开了又相交在一起，觉得很奇怪。天亮后，何老汉挖了一棵带回家中，但无人识得。后来遇到一位深山里的野老，告诉他说："你既然至今尚无子女，身体又不好，何不把这个药吃来试试。"

于是何田儿把它晒干，捣成粉末，每日空腹用米酒送服一钱。数月后，奇迹出现了，何田儿旧疾皆愈，头发变黑，面容显得年轻多了。后来娶妻成了家，十年内生了几个儿子，并把自己的名字改为何能嗣。

他又把这种药给儿子延秀吃，他和儿子何延秀，都活到160岁。延秀又如法炮制，给自己的儿子，何田儿的孙子吃，孙子也活到了130岁，头发仍乌黑如漆，其孙子便取名为何首乌。后来汉地人就把这种草药也取名叫"何首乌"。其藤叫夜交藤或首乌藤。



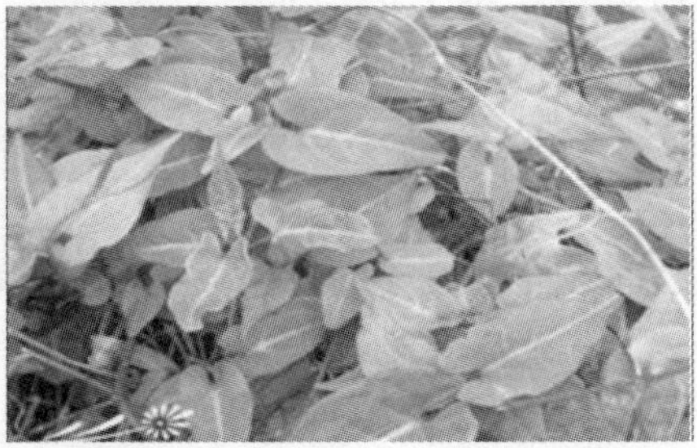

何首乌，又名山首乌、赤首乌、地精等，为蓼科植物何首乌的干燥块根。味苦、甘、涩，性微温，入肝、肾经。制熟后，能补肝肾、益精血、壮筋骨，还可涩精止带，养血安神，为滋补良药。现代医学认为它有扩张血管和缓解痉挛的作用，可使脑细胞和头发获得足够的血量，从而使面色红润有光泽，精力充沛，须发乌黑。

# 解表除烦话豆鼓

唐上元二年间，南昌都督阎某于重阳节为滕王阁重修完成而大宴宾客。这天，“初唐四杰”之一的王勃恰好路过洪州，也被邀请而来。席间，阎都督展宣纸备笔墨，请文人学士为滕王阁作序。年少气盛的王勃欣然命笔，一气呵成，阎都督不由为其拍案称绝。翌日，他又为王勃专门设宴。连日宴请，阎都督贪杯又感外邪，只觉得浑身发冷，汗不得出，骨节酸痛，咳喘不已，胸中烦闷，夜不得寐。请来了当时十多位名医诊治，众医都主张以麻黄为君药。

谁知这个阎都督对中医略知一二，最忌麻黄，他说：“麻黄峻利之药，我已年迈，汗出津少，用发汗之药，就同釜底加薪，不可！”医生们一筹莫展：不用麻黄，症候难解，药效不佳，这可怎么办呢？



王勃见众医束手无策，心想：“都督久霸一方，无法勉强其意。然而，麻黄是方中要药，不用则无可治疗，古人用大黄豆替代之称为‘过桥麻黄’，何不用豆豉呢？”

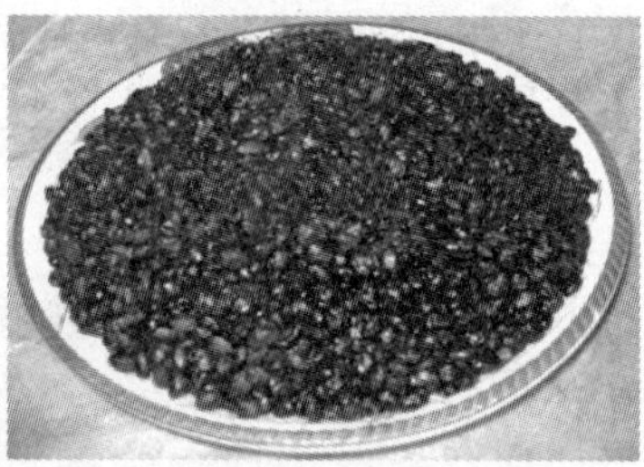

他把想法说了出来，众名医讪笑，连阎都督都直摇头：“当地土民小菜，焉能为药”。“不妨一试，况且豆豉不过食物，无妨身体”，王勃相劝。阎都督连服三天，果真见效：汗出喘止，胸闷顿减，能安然入睡，几天后痊愈了。不日，阎都督又上滕王阁为王勃饯行，取重金相谢。

豆豉，又名淡豆豉、香豆豉、炒豆豉等，为豆科植物黄豆或黑豆作原料，经过蒸煮，冷却后加入曲菌发酵，盐渍，最后晒干而成。味咸，性平。归肺、胃经。有解表除烦、透疹解毒之功，还有健脾胃、助消化的作用。

# 行气止痛延胡索

相传，在汉元帝时，王昭君出塞嫁给匈奴单于，当时还有一个名叫陈兰的宫女陪同昭君出塞。塞北胡地盛产山楂，山楂黄里透红，又酸又甜，王昭君和陈兰十分爱吃，陈兰就常常到山上去摘山楂吃。有一次，陈兰去采山楂，碰见了一个胡兵，胡兵见陈兰生得如花似玉，就一把抱住陈兰，要陈兰嫁给他，陈兰不同意，拼命挣脱逃走了。胡兵不甘罢休就一个劲地追赶，陈兰拼命地逃呀逃呀，不知不觉逃出了胡地。正在她走投无路时，突然一只雄鹰从天上飞到她的面前。陈兰吓了一跳，那鹰居然开口说话了：“姑娘何去何从，全凭我的神功。”雄鹰带着陈兰，不知飞过了多少千山万水，终于，在一座圆形的山岭上飞落下来。突然间，雄鹰变成了一个英俊的少年，陈兰认为这是命中注定，就同意与雄鹰少年结为夫妻，在圆岭坑上结庐安身，把在胡地带来的山楂种子，撒于泥土中，种植山楂。

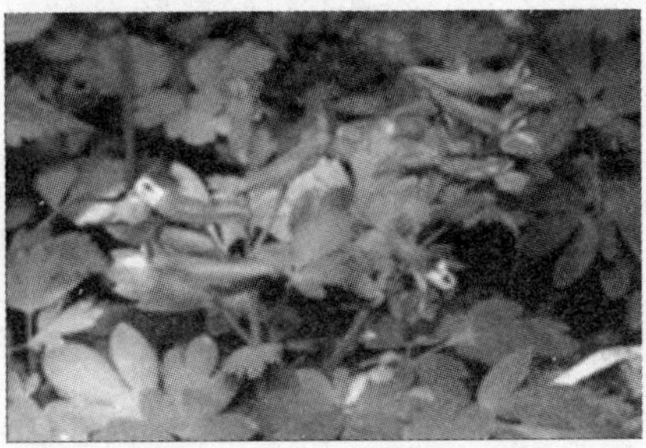

后来，陈兰发现从胡地带来的种子种在这片泥土里生长结出的的山楂，是一味治疗筋骨扭伤的良药。于是，陈兰就决定给它另取一个名字，因它籽粒圆形，种子来自胡地，而在产地圆岭坑变成了另一种植物，所以就管它叫“圆胡”。后来，人们因“圆”字书写太繁，就把“圆胡”改写成“元胡”，即是现在常用中药延胡索了。

延胡索，又名延胡、元胡、玄胡索等，为罂粟科紫堇属多年生草本植物。味辛、苦，性温。归肝、脾经。它是活血化瘀、行气止痛之妙品，尤以止痛之功效而著称于世。

# 镇痛解毒延龄草

一次，神农氏在深山老林采药，却被一群毒蛇围住，蛇王说："你想偷盗解毒灵药，让世人不把我们放在眼里。我与你势不两立。"于是命令毒蛇一齐向神农氏扑来，有的缠腰，有的缠腿，有的缠脖子，想致神农氏于死地。神农氏寡不敌众，终被咬伤倒地，血流不止，浑身发肿。他忍痛高喊："西王母，快来救我！"王母娘娘闻呼声后，立即派青鸟衔着她的一颗救命解毒仙丹在天空中盘旋窥瞰，终于在一片森林里找到了神农氏。毒蛇见到了王母的使者青鸟，都吓得纷纷逃散。青鸟将仙丹喂到神农氏口里，神农氏逐渐从昏迷中清醒了。神农氏感激涕零，高声向青鸟道谢，哪知，一张口，仙丹落地，立刻生根发芽，长出一棵青草，草顶上长出一颗红珠。神农氏仔细一看，与仙丹完全一样，放入口中一尝，身上的余痛全消，便高兴地自言自语："有治毒蛇咬伤的药方了！"于是，给这味草药取名"头顶一颗珠"。后来，药物学家给它命名"延龄草"。



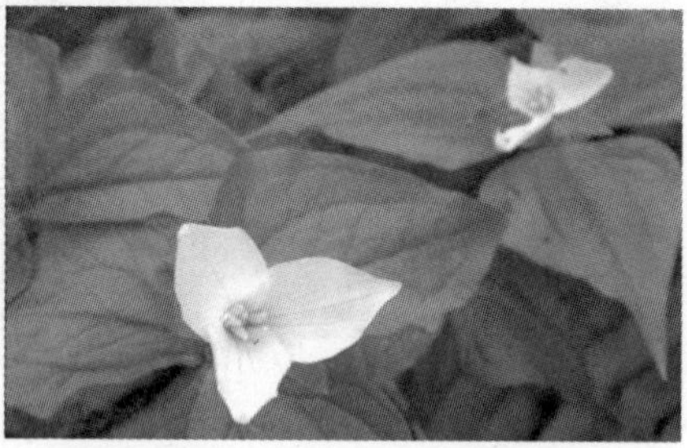

延龄草，又名头顶一颗珠、头顶珠、天珠等，为延龄草属植物白花延龄草。头顶一颗珠，以根状茎及根入药。味甘，性温，有小毒，归肝经。具有止痛、止血、解毒等功效。用于治疗眩晕头痛、神经衰弱、月经不调、崩漏。外用治疗跌打损伤、腰腿疼痛、疔疮。

# 止呕镇痛吴茱萸

春秋战国时期，吴国有种特产叫吴萸。当时吴国弱小，每年都要向楚国进贡礼品。有一年，贡品中加了吴国的特产中药材吴萸，楚王看后大怒道："区区吴国，竟敢以此物作为贡品，耻笑我楚国!"吴国使者听后大惊失色。这时，楚国一个姓朱的御医上前进言道："吴萸可以治疗因寒冷而致的胃痛，并有止呕止泻的作用。因大王您常有腹痛，所以吴国才进贡吴萸，如果拒绝岂不有损两国关系么?""别说了，我不要这个。"吴国使者战战兢兢退出王宫。朱御医追出来安慰他道："别伤心，这个吴萸我要了，以后对楚王会有好处的。"随后把吴萸的种子拿些到自家的庭院种下来。

几年过去后，有一天，楚王腹痛复发，剧痛难忍、大汗淋漓，其他御医都束手无策，最后还是朱御医用吴萸给楚王煎服，二三剂后腹痛全消，接连服几剂后楚王的痼疾就断根了。楚王问道："何药如此神效?"朱御医答道："这就是数年前吴国贡品中的吴萸。"

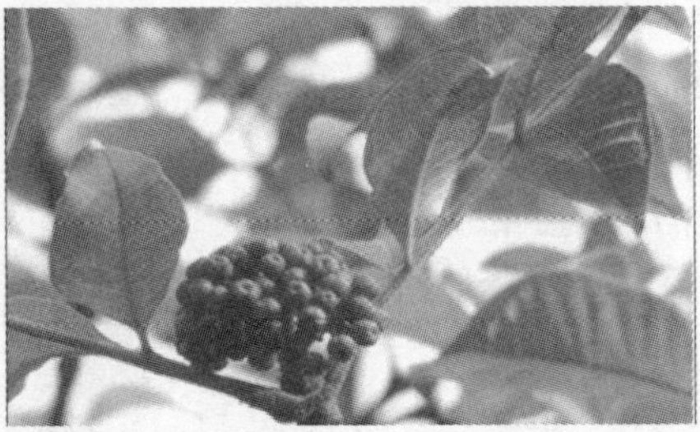

有一年秋天，楚国瘟疫大流行，朱御医接受楚王之命，用以吴萸为主的中药治疗，使许多人起死回生。楚王龙颜大悦，念朱御医救治有功，将吴萸改名为吴朱萸，并在朱字上方加了草字头，故成了现在的名称"吴茱萸"。

吴茱萸，又名吴萸子、茶辣、伏辣子等，为芸香科植物吴茱萸的干燥果实。味辛、苦，性温，归肝、脾、胃经。能温中散寒，止呕镇痛。

# 鼻病良药辛夷花

传说古代有位姓秦的举人，得了一种怪病，不停地流鼻涕，经常被鼻涕堵塞得头昏脑涨、香臭不辨、茶饭不思。而且，由于鼻臭难闻，惹人生厌，即便是妻儿，也对他退避三舍。天长日久，秦举人成了“孤家寡人”，万念俱灰，欲寻短见。

那天，正当秦举人准备在山上寻短见时，一位好心的樵夫经过，得知情况后，劝慰道：“天下这么大，何不到外地去求医呢？或许还会有治愈的希望。”他听了觉得有理，便听从了樵夫的劝告，回到家里收拾行李，打点盘缠，带着家仆出门去了。

他跋山涉水，不知走了多少地方，仍未找到名医。后来到了东方一个夷族聚居的地方。有一天，他去寺庙拜神求佛，碰巧遇见了一位精通医术的老和尚。老和尚细问了他的情况后，从寺庙里的一棵树上摘下几朵紫红色的花蕾，并嘱咐他每天早晚用这种花煮鸡蛋吃。就这样，一连吃了半个月，举人的怪病竟然痊愈了。于是，秦举人带着树种回家了，并将树栽在庭院里。几年后，树长得郁郁葱葱，花蕾也多。他用这种花给人治鼻病，都很灵验，因此成了当地的名医。人们问他这花叫什么名子，他也不曾得知，只记得是辛亥年从夷人和尚那里带来移栽的，于是便取名为“辛夷花”。

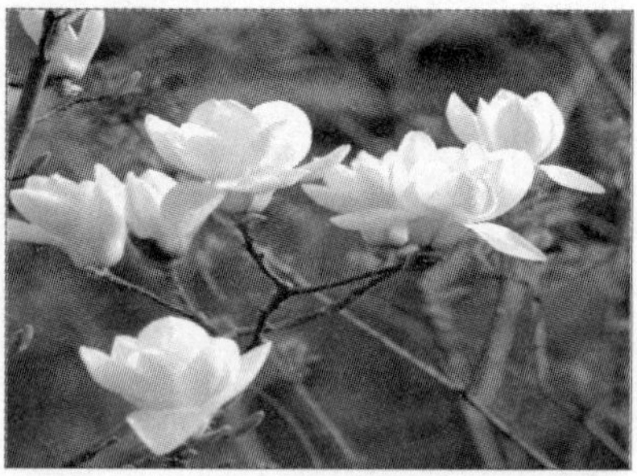

辛夷花，又名木笔花、玉兰花、春树花等，为木兰科落叶灌木植物辛夷的花蕾。味辛，性温，归肺、胃经。能祛风散寒、温通鼻窍。主治风寒感冒，过敏性鼻炎等。

# 肾虚腰痛补骨脂

相传，唐朝元和年间，75 岁高龄的相国郑愚被皇上任命为海南节度使。年迈体衰的郑相国只好马不停蹄地去赴任。旅途劳顿和水土不服，使他"伤于内外，众疾俱作，阳气衰绝"，竟一病不起。

后来，诃陵国李氏三番登府推荐中药"补骨脂"。郑相国抱着试试看的心情，按照李氏介绍的方法，服了七八日，渐觉应验，又连服十日，众疾竟霍然而愈。后郑愚常服此药品，82 岁时辞官回京，将此药广为介绍，并吟诗一首："七年使节向边隅，人言方知药物殊；奇得春光采在手，青娥休笑白髭须。"



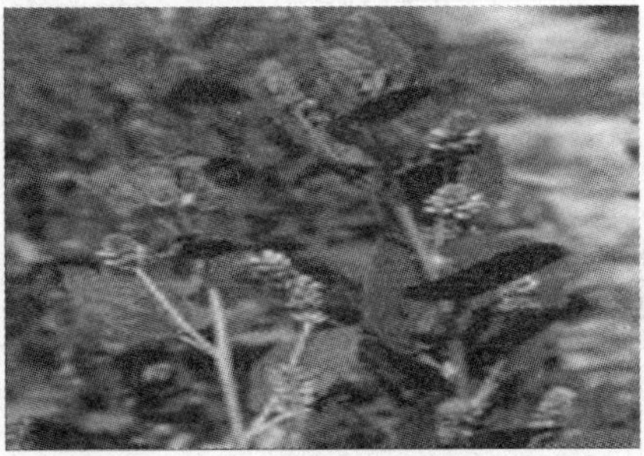

补骨脂，又名破故脂、破故纸、黑故纸等，为豆科植物补骨脂的成熟果实。味苦、辛，性大温，入脾、肾二经。能补肾暖脾，固精缩尿。主要用于肾阳虚引起的各种症状，如腰痛、膝冷、尿频、阳痿遗精，遗尿。

# 清肺凉血芙蓉花

相传，很久很久以前，成都有一位勤劳、美丽的姑娘，名叫芙蓉。她常去锦江边上淘米每次总有一条大鲤鱼在她面前摇着尾巴，游来游去。好心的姑娘总是投米喂鱼，时间一长，这鲤鱼对姑娘产生了浓厚的感情。

这天，姑娘又来到锦江边上淘米，鲤鱼突然告诉姑娘一个秘密："黑龙将于五月初五大发洪水，降灾于成都"，并要姑娘快走，千万不要走漏风声，以免遭杀身之祸。姑娘听后，忧心如焚，她飞快地奔向村去把这一消息告诉了众乡亲，很快大家就撤到了安全的地方。



五月初五这天，黑云压城，乌云滚滚，大雨倾盆，洪水暴涨。黑龙张着血盆大口，向姑娘猛扑过去。芙蓉也毫无畏惧，挥舞宝剑，跃入水中，勇敢迎战。也不知战了多少回合，一直战到灌县的斗鸡山下，山上一位叫金鸡的小伙子也拨剑相助，力战黑龙。在金鸡的配合下，黑龙终于被击毙，而芙蓉姑娘终因伤势过重英勇地牺牲了。姑娘的鲜血沿江飘流，流到成都，化为朵朵绚丽的红花。人们为了纪念这位勇敢、善良的姑娘，就把这花取名为芙蓉花，而把成都叫做芙蓉城。

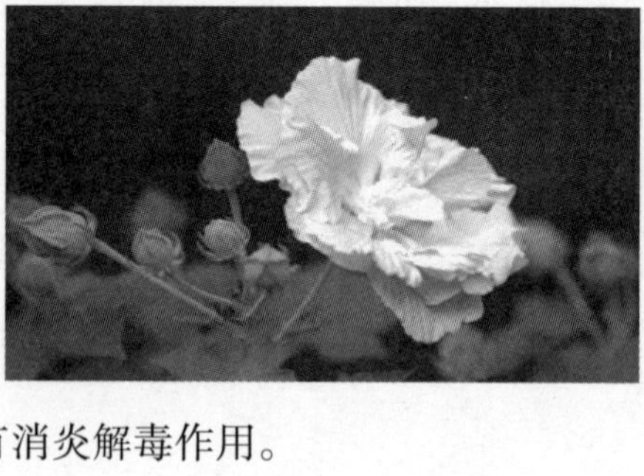

芙蓉花，又名木芙蓉、木莲花，为锦葵科木槿属植物。味微辛，性平，归肺、心、肝经。能清肺凉血、散热解毒。治一切大小痈疽肿毒恶疮。在民间，早就有把芙蓉花叶捣烂，敷于患处，有消炎解毒作用。

# 清热泻火用知母

从前有个孤寡老太婆，无儿无女，年轻时靠挖药为生。因她不图钱财，把采来的药草都送给了有病的穷人，所以年老时毫无积蓄。这苦日子倒能熬，但老人有块心病就是自己认药的本事无人可传，想来想去，她决定沿街讨饭，希望能遇上个可靠的后生，认作干儿子，了却自己的心病。

一天，老人来到一片村落讨饭，向围观的众人诉说了自己的心事。一时间，讨饭老太要认干儿子传授采药本事的消息便传开了。很多人都来认干妈学艺，可老人家考察后，一个也没接受。一天，老人因身心憔悴，摔倒在一家门外，响声惊动了这家的主人。主人是个年轻樵夫，他把老太婆搀进屋里，嘘寒问暖，得知老人饿着肚子，急忙让妻子做了饭菜端上。老人吃过饭就要走，两口子拦住了："这大冷的天，您上哪儿去呀？""您这把年纪了，讨饭多不容易，要是不嫌我们穷，就在这儿住下吧！"老人迟疑了一下，最后点了点头。

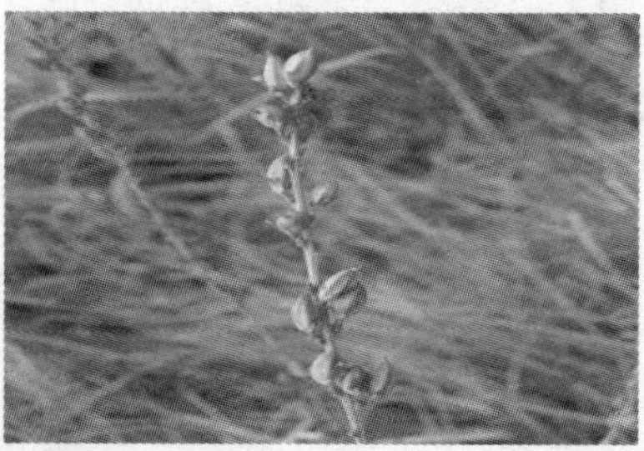

几年过去了，老太婆才开始教樵夫认识药草。你知道为什么直到今天我才教你认药么？"樵夫想了想说："妈是想找个老实厚道的人传他认药，怕居心不良的人拿这本事去发财，去坑害百姓！"老太婆点了点头："孩子，你真懂得妈的心思。这种药还没有名字，你就叫它'知母'吧。"

知母，又名羊胡子根、蒜辫子草、兔子油草，为百合科植物知母的干燥根茎。味苦，性寒，归肺、胃、肾经。能清热泻火，滋阴润燥。用于治疗肺热咳嗽、阴虚消渴。

# 清肺止咳罗汉果

在很久很久以前，广西某地有一个古老的瑶寨，寨中有一位姓罗的樵夫。因为父亲早逝，他和母亲相依为命，他勤于劳作，孝敬母亲，深得乡亲们的赞赏。

一年秋天，樵夫的母亲患了风寒证，整天咳喘不已，异常痛苦。一天清晨，樵夫又和往日一样，早早地就上山砍柴。在一片密林中，他看见眼前不远处长着一簇簇青藤，青藤上结满了一只只不知名的形似葫芦的野果。惊喜之余，他摘了好些野果带回家中，给患病的母亲当水果吃。连吃数日，母亲的咳喘病竟不治而愈。



恰逢此时，一位周游列国、悬壶济世被人称为“汉郎中”的医生行至此地，听闻樵夫以野果治愈母亲咳喘病之事，心中一动，于是亲临樵夫家中，品尝这既能充饥又能治病的不知名的野果。汉郎中发现此野果具有清肺止咳、化痰平喘、利咽润喉和润肠通便之功效，于是便广泛用于民间。由于樵夫姓罗，郎中名汉，后人便将此果称为“罗汉果”。

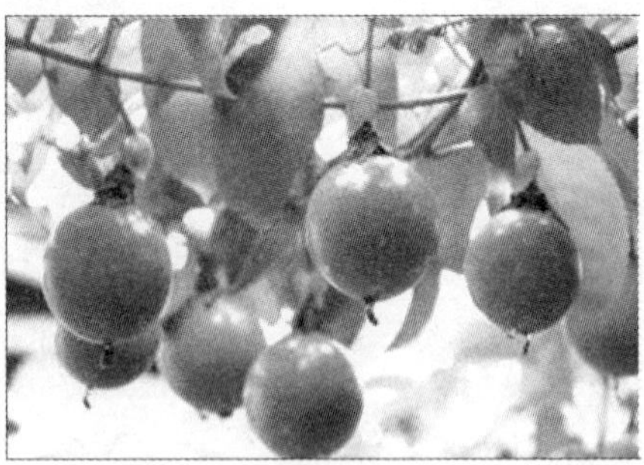

罗汉果，又名假苦瓜、拉汉果、光果木鳖等，为葫芦科植物之果实。味甘，性凉，入肺、脾经。被誉为“东方神果”、“长寿神果”和“神仙果”。能清肺止咳、润肠通便。现代医学证明，罗汉果对支气管炎、高血压等疾病有显著疗效，还能起到防治冠心病、动脉硬化、肥胖症的作用。

# 化湿开胃选佩兰

秦末，嬴秦的暴政，激起全国人民的反抗。项梁、项羽、陈婴联合的义军，拥立楚怀王在盱眙建都。有一位将军的坐骑患咳喘病，病情越来越严重，怎么也治不好。战况激烈，携之不能征战，杀之于心不忍。最后便把它放入盱眙山中，让它自生自灭。后来有一天，这位将军重返旧地，忽见一匹野马昂首长啸，奔腾而来，紧紧跟随。他停下一看，原来就是那匹丢弃的马，那时其骨瘦如柴，如今却腰肥体壮。这是什么道理呢？访问当地老人，从一位采药者口中得知：盱眙山中盛产一种叫白鼓丁的草可以医治咳喘病。奥秘被揭示出来了，于是白鼓丁得了一个雅名叫“野马追”。

野马追是一味治疗咳喘的草药，别名：白鼓钉、化食草、毛泽兰。药材基源：为菊科植物尖佩兰的全草。佩兰在古代又称“醒头草”，将其置于枕芯内可以起到芳香行散、开窍提神的作用，有助于治疗鼻塞、神经性头痛、感冒性头痛。

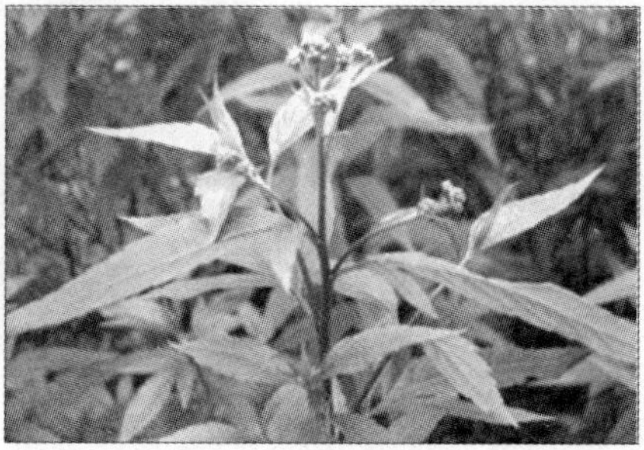

佩兰，又名大泽兰、香水兰、千金草等，为菊科植物兰草的全草。味辛，性平。归脾、胃、肺经。能芳香化湿，醒脾开胃，发表解暑。用于湿浊中阻、脘痞呕恶、口中甜腻、口臭、多涎、暑湿表症、头胀胸闷。

# 凉血解毒金针菜

华佗生活在东汉末年，三国纷争时期。当时由于社会混乱，瘟疫流行，人民生活十分痛苦。

他所行医之处，大多在河南、山东、安徽、江苏一带。有一年，江苏泗阳地区瘟疫流行，死者甚多。华佗行医到此，日夜为人治病，既施药，又针灸、挽救了众多人生命。一天，忽然一队曹兵来找华佗，说是曹操头痛不已，坐卧不安，虽经医官治疗和遍请良医，皆不奏效。曹操手下的谋士便向他推荐华佗，于是曹操派人来请华佗。华佗不从，曹兵以刀相逼。这天夜里，华佗转辗反侧，不能安眠。朦胧中忽见一仙人，手持一把金针，吩咐华佗如此这般，然后，将金针向他怀里一扔，便走了。华佗醒来，果然在贴胸处摸到一把金针。第二天，华佗含泪上了马车，向送别的人们说道："各位父老，今有一束金针，送与你们解救灾难吧！"说完手一扬，一束金光飞向四面八方。众人随着金光望去，只见满山遍野长满了叶青青、花黄黄的植物。人们采其花蕾煮水喝，慢慢竟止住了瘟疫。后来人们给这黄花取名为金针菜。金针菜从此一传十、十传百地传遍了全国各地，经过人们的尝试，发现不仅能治病，而且还是一道美味佳菜，于是人们把它从野生中栽培出来。有古诗称赞金针菜："莫道农家无宝玉，遍地黄花是真金。"

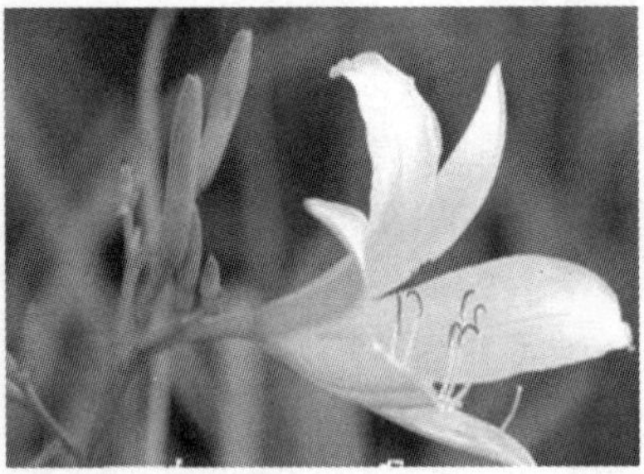

金针菜，又名黄花菜、萱草花、忘忧草，为百合科萱草的花卉。味甘，性平，入肝、肾经。可以养血平肝、清热除湿、凉血解毒、利水消肿等。

# 利尿化石金钱草

从前，有一对恩爱的乡下夫妻，结婚五年，育有一子，日子过得幸福美满，可是有一天，年轻的丈夫突然患胁腹剧痛死去了。妻子为此痛不欲生，但又觉丈夫病死得蹊跷，于是请来一方名医检查丈夫的死因。医生对死者进行了剖腹，最终从胆囊里取出了一块小石头，并断定是这石头作祟，“痛”死了病人。

妻子深切怀念丈夫，便把这石头放在一个用线织成的网兜里，整日带在身边。那年夏天，她为生计每天上山砍柴，半月下来，忧郁加疲劳使她累倒了，看着年幼的的孩子，想起丈夫，她心灰意冷，不由地又拿出小石头抚摸，可奇怪的是她发现石头小了许多。于是她来了精神，立即去请教医生。医生问罢又思忖良久，怀疑她砍柴时遇到了能消石的药草，于是带她快步上山去寻个究竟。

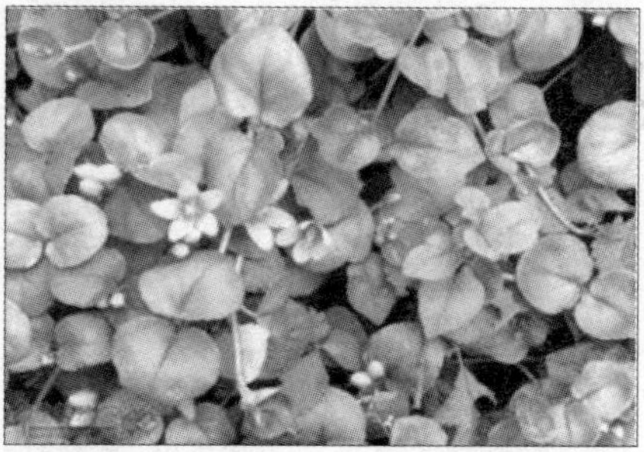

他们发现，在她砍柴的地方长满了一种有着圆状心形绿叶、开淡紫色小花的植物，并最终确定就是这种草使石头缩小了。后来医生遇到同类病人反复验证，都十分见效。那年代，区区药草治能愈如此重症实属珍贵，而那亡夫妻子的痴情更是珍贵，贵于金钱。于是医生便把这药草唤作“金钱草”。

金钱草，又名铜钱草、活血丹、透骨消等，为多年生匍伏草本，有香气。味甘淡，性微寒，归肝、胆、肾、膀胱诸经。可利尿化湿，清热解毒，尤擅长化石排石。

# 清热解毒金银花

很久以前，栾川一带痢疾大流行，因得不到及时治疗，死者不计其数。当地有个财主认为这是发财的机会，便雇用了几名药工，开了个药房，抬高药价，以牟取暴利，害得老百姓叫苦连天，怨声载道。

一日，不知从何处来了两个孪生姐妹，长得天仙一般。姐姐金花，发髻上别一支亮闪闪的金簪；妹妹银花，发髻上别一支亮闪闪的银簪。一夜间，她俩就在山坡上建起一座小竹楼和一道篱笆小院，院里还长着青枝绿蔓的花草，引得乡亲们围在院外观看。姐妹俩忙招呼大家进去，并说她们以行医为生，欢迎大伙儿前来就诊。说来也怪，那些捂着肚子来的人，服下经两姐妹采院中鲜花熬成的汤液，病竟全好了。一时间两姐妹的名声远扬，就诊者络绎不绝。



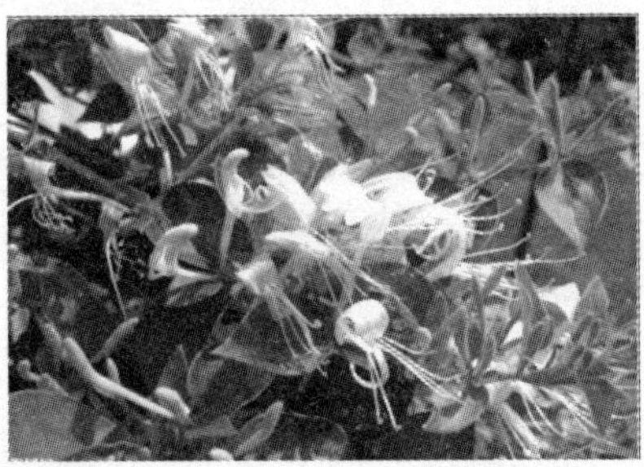

财主因药房门前日渐冷落，气得暴跳如雷，扬言要火烧竹楼，抢走姐妹俩。正当财主带人来到院外时，只见竹楼里卷出团团浓雾，遮得天昏地暗，等到雾消烟尽时，竹楼上姐妹俩已踪影全无，只有那些花草还在争艳斗奇。藤蔓上开着金银二色的小花，颇似金花、银花头上的簪子，人们将这花取名为“金银花”。财主气得七窍生烟，令人将花草全部拨掉，用刀剁了。这时突然刮起了大风，将零碎的花草枝蔓抛向高空，又撒向大地各处。紧接着雷电交加，大雨如注，直浇得财主及随从们抱头鼠窜。

金银花，又名双花、忍冬花、二色花藤等，为忍冬科植物忍冬的干燥花蕾。味甘、苦，性寒，归肺、心、胃、大肠经。能清热解毒、凉血止痢。

# 固精缩尿金樱子

从前有兄弟三人，他们各自成家后，大哥和老二都没儿子，只有老三生了一个儿子。那时候的人，把传宗接代看得很重，所以，一家三房都把老三的儿子当成掌上明珠。这个兼挑三房的宝贝疙瘩慢慢长大了。这小伙子样样都好，可就是从小有个尿床的毛病，村里人尽皆知，因此有姑娘的人家都摇头，不愿把女儿嫁给他。

有一天，来了个挖药的老头，这老头身上背着个药葫芦，上面还悬着一缕金黄的缨穗。老哥儿仨急忙把老头请进家，问老头有没有治尿床的药草。老头说："葫芦里没这种药。""我们老哥仨就守着这么一根独苗，他要是成不了亲，我们这一家就绝了后啦！请你给想想主意吧！"

老头说："我倒认识一种药，可是，得到南方去挖"，老哥儿三个一听，都下跪恳求："请你老行行好，辛苦一趟吧！"



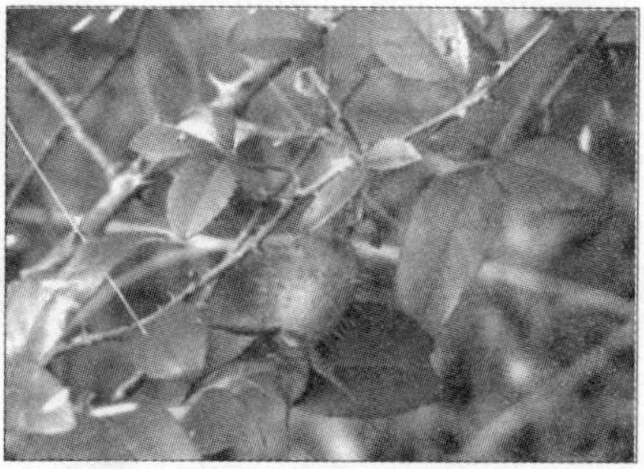

挖药老头叹了口气说："好，就成全你们一家吧！"说完老头就朝南走了。一个月过去了，老头没回来；两个月也过完了，老头还没影儿，直到第三个月的最后一天，老头才慢腾腾地挣扎着走来了。人们一看，大吃一惊，只见挖药老头浑身浮肿、面无血色，老哥儿仨个忙问："你怎么啦？"老头儿有气无力地说："我中了瘴气的毒啦！"说完老头就死了。人们为了纪念挖药老头，就把老人挖来的药，取名叫"金缨子"。

金缨子，又名刺榆子、刺梨子、山石榴等，为蔷薇科植物金樱子的果实。味酸、甘、涩，性平，归肾、膀胱、大肠经。可固精缩尿，涩肠止泻。用于遗精滑精、遗尿尿频、崩漏带下。

# 杀虫消疳使君子

宋年间，潘州一带有个叫郭使君的郎中，精通医道，深得乡邻尊敬。一天，他上山采药被一种结在藤状植物上的果实所吸引。果实形如山栀，又似诃子，去壳尝之，其味甘淡，气芳香，于是摘下一些带回家来打算研究它的药性。

几天后，郭使君见这些果实未干透，怕久放发霉，就放到锅中炙炒。不一会儿，浓郁的香气弥散开来，诱得年幼的孙子嚷着要吃。使君无奈，就拣出炒熟的三枚给孙儿吃。没想到次日早晨，孙子解大便时竟排出了几条蛔虫。使君思其缘故，莫非这果儿能驱除蛔虫？于是就又给孙子吃了八九枚。这下子可把孙儿折腾坏了，又是一个劲打嗝，又是呕吐。郎中断定是过量中毒，忙用甘草、生姜等给孙儿解了毒。几天后，他再次给孙子服食了三四枚，果然孙儿又顺利排出了几条蛔虫。这孙儿本偏食，面黄瘦弱，吃果子不仅驱了虫，而且食欲大增，身体也渐渐强壮起来。

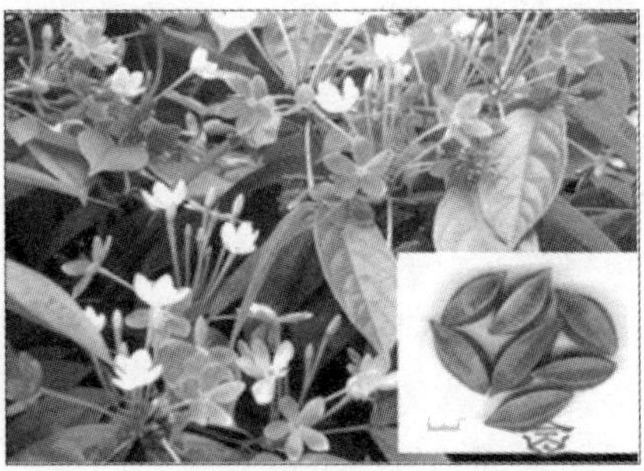

此后，郭郎中在行医时，遇到疳积、虫积的患儿，就酌量用这种果实去医治，每获良效。人们问起这果子的名字，郎中一时想不出，最后应允了大家的叫法，取名“使君子”。

使君子，又名病疳子、五棱子、索子果等，为使君子科使君子的干燥成熟果实。味甘，性温，有小毒，归脾、胃经。主要功能是杀虫消疳，对蛔虫、蛲虫有良好的驱杀作用。

# 清热消痈鱼腥草

传说，浙江绍兴地区在春秋时期是越国的地界。当年越王勾践做了吴王夫差的俘虏，勾践忍辱负重假意百般讨好夫差，才被放回越国，回国后勾践卧薪尝胆，发誓一定要使越国强大起来，以报亡国之仇。

勾践回国第一年，越国碰上了罕见的荒年，百姓无粮可食，为了和国人共渡难关，勾践亲自翻山越岭寻找可以食用的野菜。在三次亲口尝野菜中毒后，勾践终于发现了一种可以食用的野菜，并且这种野菜生长能力特别强，像韭菜一样，总是割了又长，生生不息。于是，越国上下竟然靠着这小小野菜渡过了难关。而当时挽救越国民众的那种野菜，因为有鱼腥味，便被勾践命名为“鱼腥草”。



鱼腥草，又名鸡药草、鸡虱草、蕺菜等，为三白草科多年生草本植物蕺菜的全草。味辛、性微寒，入肺经。具有清热解毒、排脓、利尿之功效，还可治皮肤疮疖肿毒、妇女外阴瘙痒、痔疮、肛痈、尿路感染等。

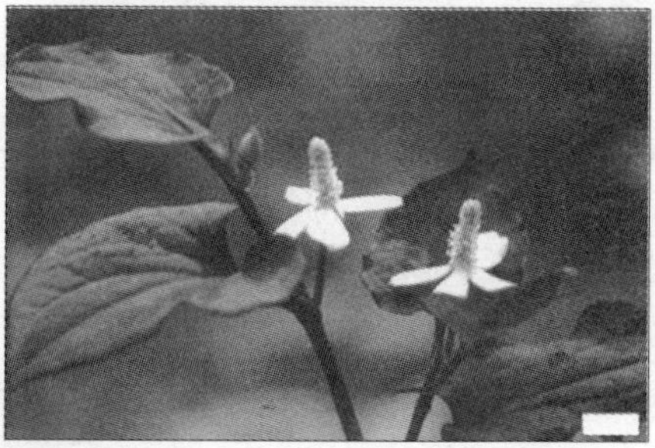

# 病毒感染板蓝根

东海龙王和南海龙王在从天宫返回龙宫的路上，看见人间尸首遍野，又惊又疑。经打听，原来是瘟疫流行造成的。如果不控制，还会蔓延到海里去。两位龙王着急了，连忙商量对策。宅心仁厚的南海青金龙主动请命，发誓不除掉瘟疫，决不回龙宫。龙王十分高兴，便派他与东海龙子同心协力，除灭瘟疫。东海龙王的小龙孙紫银龙得知消息，便蹦蹦跳跳来到老龙王面前，硬要龙王爷答应他随青金龙叔叔到人间去。龙王爷正愁找不到龙子去人间(因为龙子正忙于修建海底乐园)，便答应了。青金龙和紫银龙辞别龙王，扮作郎中模样，来到人间。两叔侄先到药王菩萨那里取了药种子，遍地撒播，又教人们细心料理药苗。



不久，药苗发育茁壮，长得像湖边芦苇一样茂盛。两叔侄教人们用这种药苗的根煎水给患者服用。这种神药居然具有奇效，患者一个个迅速康复。于是，人间无论男女老少，都把青金龙和紫银龙奉若神灵，待若上宾。叔侄俩深受感动，决定永留人间，专心防治瘟疫。转眼到了八月十五这一天。晚上，叔侄俩来到海边，双膝跪地，叩谢龙王的养育之恩。然后，携手没入海边的神药丛里，变成了两种特别茁壮的药苗。后来，人们知道这药苗是龙子龙孙两叔侄变的，便把它叫做“龙根”。后世医家们著书时把它改称为“板蓝根”。

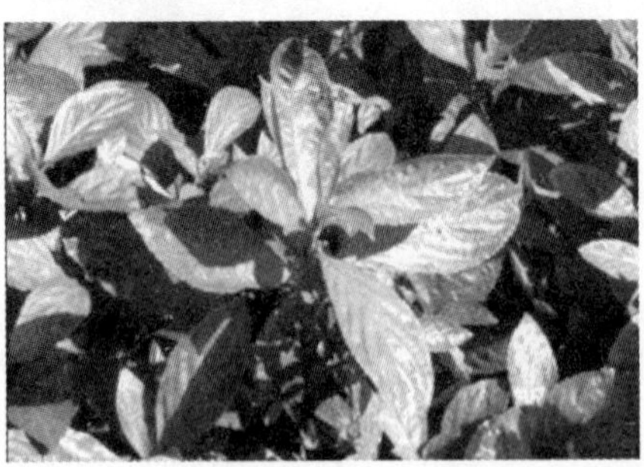

板蓝根，又名大蓝根、靛青根、靛根，为植物菘蓝或草大青的干燥根。味苦、性寒，入心、胃经。能清热、解毒、凉血。治流感、流脑、乙脑、肺炎、丹毒，大头瘟疫，痈肿等。

# 拔毒抗癌相思子

相传，在北宋仁宗年间，某一天早晨，皇帝赵祯起床后忽然腮痛肿硬，御医用“如意黄金散”外敷，同时内服“普济消毒散”，数日不见效，皇帝反而病情加重，金口难开，痛苦难忍。御医们束手无策。于是发皇榜寻名医良方。话说一个号称赞宁的道士见了皇榜，心中不觉一喜，认为此病有何难哉，只要用相思子便可治愈！于是，他揭榜进宫。道士用相思子研末后，再与鸡蛋清调成糊状，称为“万应解凝膏”，呈献皇上。赵祯敷上几天，两腮竟逐渐消肿，不几日后就痊愈了。

相思子半截红，半截黑，红黑相应成趣，光泽晶莹耀眼，非常引人心醉，深受古今中外医家的喜用。



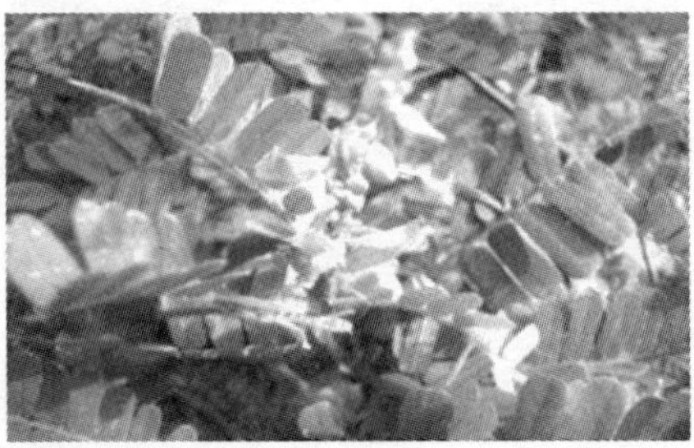

相思子，又名相思豆、鸡母珠、红豆，为相思藤树的种子。味甘，性平，有大毒，归肺、胆、膀胱经。能杀虫，拔毒排脓。用子研粉调涂可治疥癣，痈疮。现代医学研究认为，相思子有广泛的抗肿瘤作用。

# 祛风燥湿用松香

从前，上党有个名叫赵瞿的人，患了麻风病多年，众医治之无效，有垂死之危。外人都说此病传染，如果不赶快送病人离家，将会殃及子孙。家属无奈，便带上粮食，送置病人于野外一山穴中。赵瞿在穴中自怨不幸，昼夜悲叹涕泣。一个多月后的一天，有一仙人路经穴前，听瞿哭诉，颇为怜悯，于是拿出个药囊给瞿，并教以服法后，便飘忽而去。赵瞿如其言服用百余日后，身疮竟然尽悉痊愈，且肤色丰悦玉泽。后仙人又路过此地，瞿跪谢再三，并乞问所授囊中何药。仙人告曰："乃松脂耳。汝炼之服，可以长生不死。"瞿再谢而后归家，家人皆以为是鬼，惊愕不已。瞿诉说了原委，才释解了众疑。此后，他长服松脂，"身体转轻，气力百倍，登危越险，终日不极。且年百七十岁，齿不堕，发不白"。

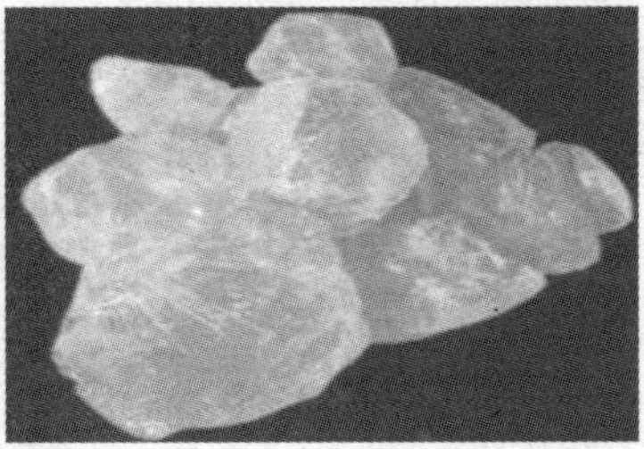

松香，又叫松膏、松脂、松胶等，为松科植物的油脂。味苦、辛，性温，入肝、肺、脾、胃四经。是一味古老中药。能祛风燥湿，生肌止痛，适用于痈疖疮疡，湿疹，外伤出血，烧烫伤。

# 软坚散结荆三棱

传说古时候一位工人，肚子长了个瘤，不时就会发作疼痛，但因为没有接受治疗，最后瘤愈长愈大，终于没救了。他在临终前交代家人，在他死后一定要替他将这个瘤取出再下葬。

不久这个工人死了，家人按照遗嘱请人为他开腹。果然在肚子里发现了一个比拳头还大的硬块，质地坚硬，就像石头一样，表面还有一层层的纹理，呈现出五彩颜色，非常特别，家人惊讶之余决定将它做成一只刀柄，并保留下来。

几年后的一天，工人的儿子准备上山工作，心血来潮带着这把刀一起上山除草，砍呀砍，就在砍到一株荆三棱的根部时，根皮擦过刀柄，坚硬的刀柄竟被刮出深深一道沟痕。他觉得很奇怪，但还是继续工作，后来刀柄逐渐软化，不一会儿工夫，整个刀柄竟化成一摊水。



荆三棱，又称三棱、红蒲根、草根等、去皮三棱，为黑三棱科植物的干燥块根。味苦，性平。归肝、脾经。能破血行气，消积止痛。是一味很强的软坚散结(消除肿块)药。

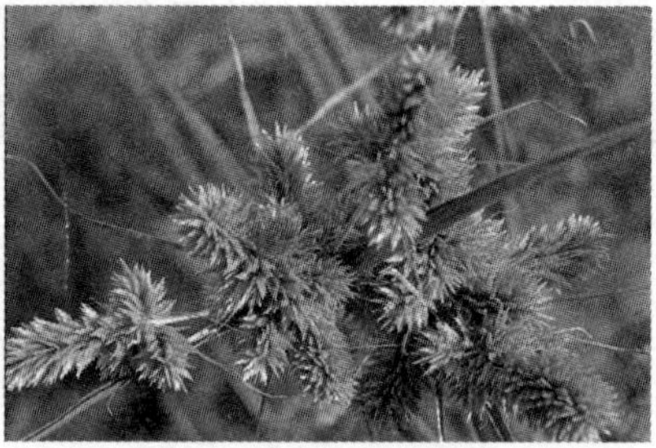

# 平肝舒筋宣木瓜

从前有个人因脚气肿胀不能行走，乘舟返乡时将舟中一布囊肿足搁在上，下船时，却发现脚气肿胀疼痛居然大减，遂问舟夫囊中何物。舟夫回答道："宣木瓜也！"提回到家后，他用布袋装上宣木瓜，将肿胀的足搁之其上，不久病愈。

古代医药学家陶弘景、苏颂、李时珍对宣木瓜都有较高评价。《本草纲目》载："木瓜处处有之，而宣城者最佳，故有宣木瓜之称。"宣州区种植的宣木瓜，已有1500余年历史，早在南北朝时期已定为"贡品"。

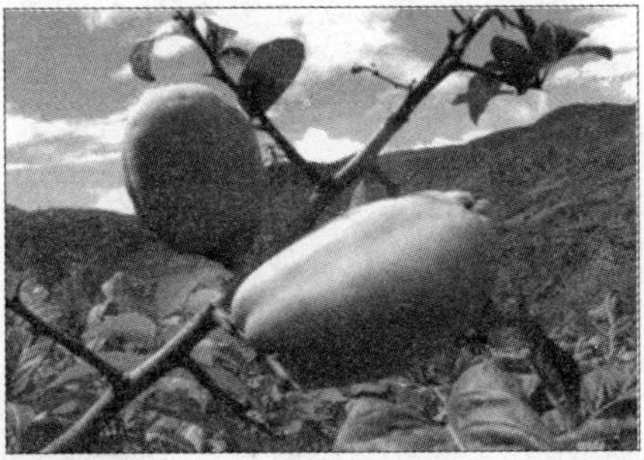

宣木瓜，又名皱皮木瓜、杜木瓜、铁脚梨等，为蔷薇科植物贴梗海棠的果实。味酸，性温，归肝、脾经。宣木瓜的果实，有舒筋活血、平肝和胃、化湿止痛的功效。中医在临床上常用它来治疗风湿性关节炎、腰膝酸痛、脚气肿胀、小腿肌肉痉挛。

# 安神健体柏子仁

相传在汉武帝当政时，终南山中有一条便道，为往来客商马帮的必经之路。有一年，传说山中出了个长发黑毛怪，其跳坑跨漳、攀村越岭，灵如猿猴，快似羚羊。于是人心惶惶，商贾非结伙成群不敢过山。消息传到县令耳中，县令怀疑是强人拦路抢劫而耍的花招，于是便命令猎户围剿怪物。

谁知捕获的怪物竟然是一位中年毛女。据毛女说，她原来是秦王的宫女，秦被灭后逃入终南山，饥寒交迫，无以充饥。适遇一白发老翁，教她饿了吃柏子仁，渴了喝柏汁。初时只觉苦涩难咽，日久则满口香甜，舌上生津，以至于不饥不渴，身轻体健，夏不觉热，冬无寒意，时逾两百多岁仍不见老。黑毛女生服柏子仁长寿的消息一出，世人争相服用。



现代药理实验表明，柏子仁内含大量植物脂肪和少量挥发油，虽不是长生不老之药，却对阴虚精亏、老年虚秘、劳损低热等虚损性疾病大有裨益。

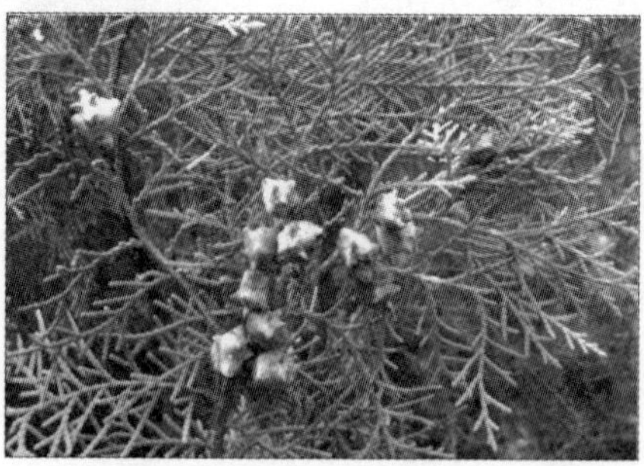

柏子仁，又名侧柏子、扁柏子、香柏子等，为柏科植物侧柏的种仁。味甘、辛，性平，入心、脾、肝经。具有宁心安神、润肠通便、敛汗生津、滋养强壮的功效。主心悸、安五脏、益气血、除湿痹。久服令人润泽、色美、耳目聪明、不饥不老，有轻身延年的功效。

# 关节疼痛穿山龙

很早以前，东北长白山一带的人都很容易得一种病，这种病先是腰酸腿疼，再就是行动困难，后来就发展成瘫痪。

虽然长白山一带很大，但药铺只有一家，开药铺的是一位老先生和他的小女儿。他的小女儿也很懂医术，经常同父亲一起出门去采草药，邻居们都叫她二丫头。

为了帮助乡亲们治病，这一天二丫头翻山越岭来到了龙潭，她尝遍了各种草药，但没有一种可以用的，她很难过。她一个人呆呆地坐着，不一会儿竟睡着了。梦里有一位黑衣青年人来到来到她身边，二丫头吓了一跳，忙问："你是谁？来干吗？"青年人彬彬有礼地鞠了一躬，说："我非常敬佩姑娘的胆识，更想帮姑娘一把，共同找到一种治愈瘫痪的药。"



二丫头从梦里惊醒过来，定了定神，只见天上有一条小黑龙，正在往山上撞，撞一下就落下许多龙鳞。天慢慢地亮了，满山长满了叶子像龙的鳞片，根茎像龙的植物，二丫头已意识到这就是那个黑衣青年人所说的药，便割了满满一筐子带下山来。到家后，老中医便以这种草药为主，再配了几味别的草药，用来治疗瘫痪，没想到效果十分显著。

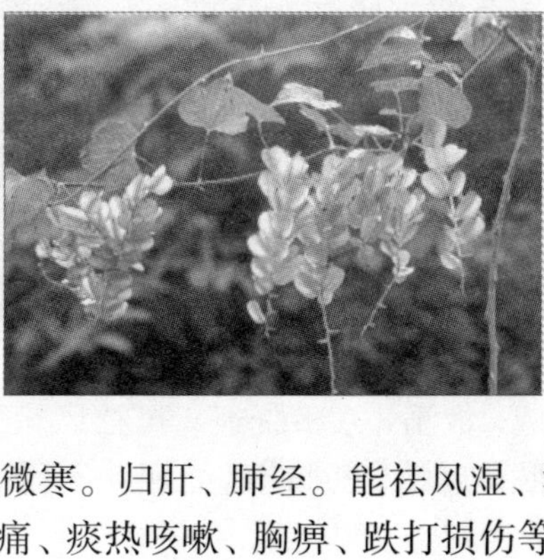

人们为了感谢这条小黑龙，加上这种草根茎十分像龙，叶又酷似龙鳞，而且串根生长，生命力极强，于是便将这种草药叫做"穿山龙"或"穿龙骨"。

穿山龙，又名穿龙骨、穿地龙、爬山虎等，为草本植物穿龙薯蓣的根茎。味苦，性微寒。归肝、肺经。能祛风湿、清肺化痰、舒筋活血。可治风湿关节痛、痰热咳嗽、胸痹、跌打损伤等。

# 风湿痹痛威灵仙

从前，江南一座大山上有座古寺，名叫威灵寺。寺里有个老和尚，治风湿痹病、骨渣子卡喉很出名。老和尚治病时，总是先焚香念咒，再将香灰倒在一碗水里，让病人喝。说来也怪，病人喝下香灰水，痛就好了。老和尚说，这是老佛爷施法救的。因此，他不但骗了不少香火钱，还得到了人们的信任。都说威灵寺的佛爷有求必应，老和尚是"赛神仙"。

其实，老和尚那盛香灰的碗里放的不是一般的茶水，而是一种专治风湿痛、骨渣子卡喉的草药药汤。老和尚每天让一个小和尚在密室里煎这种药。这个小和尚每天除煎药外，还得烧火做饭，打扫院子等，老和尚还经常打骂他。小和尚有气难出，便想了一个捉弄老和尚的办法。在煎药时，故意换上不能治病的野草。



这天，有个猎人的儿子被骨渣卡住了喉。猎人抱着儿子来威灵寺找老和尚治病。可是，小孩喝了药汤毫不见效，兽骨渣仍横在喉里，憋得他脸色发青，哭不出声。小和尚端着一碗药汤从后门追上说："佛爷不灵，吃我的药吧。"小孩喝下药汤，不一会儿，兽骨便化了。

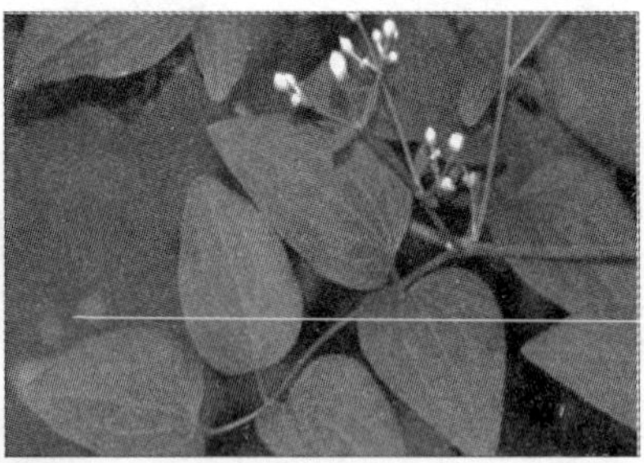

后来，这个小和尚就成了威灵寺的主持。由于这种草药出自威灵寺，治病又像仙草一样灵验，所以大家都叫它"威灵仙"。

威灵仙，又名百条根、老虎须、铁扫帚等，为毛茛科植物威灵仙之根茎。味辛、咸，性温，入膀胱经。可祛风除湿，通络止痛。用于治疗风湿痹痛、肢体麻木、筋脉拘挛、屈伸不利、骨哽咽喉。

# 脘腹冷痛用荜茇

传说贞观年间，唐太宗李世民得了“气痢”病，放屁不止，控制不住，遍请名医治疗，百药无效。眼见病情日趋严重，便下诏寻求方药，于是下了皇榜征招能治此病的神医。

当时皇宫仪队里的一张姓人士揭榜献方。以牛奶煎煮荜茇，让唐太宗内服，治愈了他的“气痢”痼疾。唐太宗大喜，赐封张某为“五品官”。谁知丞相魏征却一直推诿不办。不久唐太宗旧疾复发，仍按前法取效。后质问魏征：“献方人有功，为何不授官职?”魏征说：“臣不知授他文官，还是武官?”唐太宗一听，悻悻地说：“足可以授三品文官了!”便一下诏封为“三品文官。”谁也未料到，小小一味荜茇，居然成了加官的敲门砖。

这人献的原方是：牛乳250克、荜茇15克同煎煮。取汁一半空腹喝下，日饮一次。唐刘禹锡对这件事也作了记载，并说此方经过多次实验，对治疗虚寒内冷的病证很有效。李时珍《本草纲目》中说：牛乳荜茇治“气痢”有效。他认为“气痢”是由于寒热不调引起，牛乳，性微寒，可补虚损、益肺胃、生津润肠。

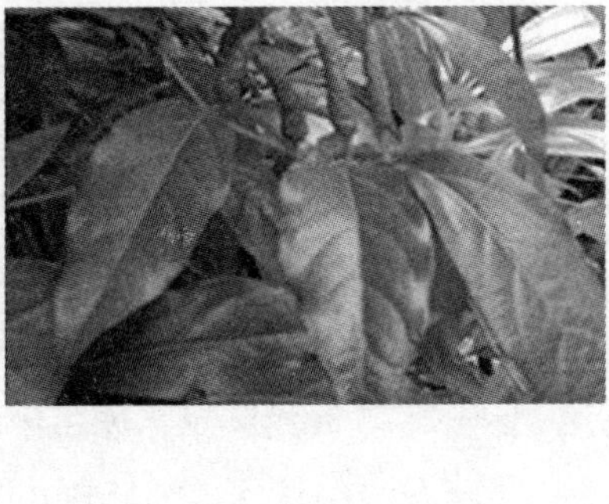

荜茇，又名荜拨梨、阿梨诃他、椹圣等，为胡椒科藤木植物荜茇的未成熟果实。味辛、性热。入胃、大肠经。能温中散寒，下气止通。用于治疗脘腹冷痛、呕吐、泄泻、偏头痛。外治牙痛。

# 益精明目枸杞子

古时有一个出差西河的路人，见到一位貌似十五六岁的姑娘正在杖打一位八九十岁的白发老翁，老翁却甘愿受责。路人十分奇怪，便问那姑娘，老人是她什么人，为什么打他？不料，姑娘回答说被打的人是她曾孙。因为有好药不吃，以致年纪轻轻就这样老态龙钟，头发白了，牙齿掉了，路也走不动了。

路人又问姑娘多大岁数，姑娘回答说，才 372 岁。路人不禁大吃一惊，忙问姑娘吃了什么仙药。姑娘说不是仙药是草药，这种草药有 5 个名字，春天叫天精；夏天叫枸杞；秋天叫地骨；冬天叫仙人杖，又叫西王母杖。此药甘平无毒，久服坚筋骨、轻身不老。若一年四季不断服食，就可以与天地齐寿。



清末民初的中医中药学者、世界上著名的长寿老人李清云，他生前披露自己的长寿之道有三：一是长期素食；二是内心保持平静、开朗；三是常年将枸杞煮水当茶饮。

枸杞子，又名地骨子、祛老子、天精等，为茄科植物枸杞的成熟果实。味甘，性平。入肝经、肾经、肺经。能滋补肝肾，益精明目。常服可轻身不老，延年益寿。

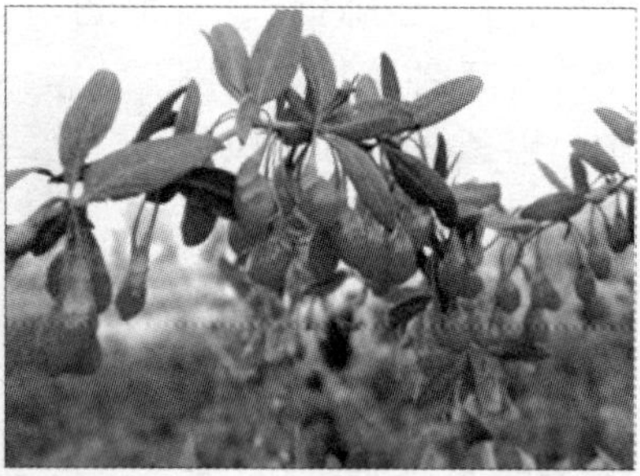

# 温脾暖胃用砂仁

传说很久以前，广东西部的阳春县发生了一次范围较广的牛瘟，全县境内方圆数百里的耕牛，都一头一头地病死。惟有蟠龙金花坑附近村庄一带的耕牛没有发瘟，而且头头健强力壮。当地几个老农感到十分惊奇，便召集这一带牧童，查问他们每天在哪一带放牧，牛吃些什么草。牧童们纷纷争说："我们全在金花坑放牧，这儿生长一种叶子散发出浓郁芳香、根部发达结果实的草，牛很喜欢吃。"

老农们听后，就和他们一同到金花坑，看见那里漫山遍野生长着这种草，便连根拔起了一棵，摘下几粒果实，放口中嚼之，一股带有香、甜、酸、苦、辣的气味冲入了脾胃，感到十分舒畅。大家品尝了以后，觉得这种草既然可治牛瘟，是否也能治人病？所以就采挖了这种草带回村中，一些因受了风寒引起胃脘胀痛、不思饮食，连连呃嗝的人吃了后，发现疗效挺好。后来人们又将这种草移植到房前屋后，进行栽培，久而久之成为一味常用的中药，这就是阳春砂仁的由来。

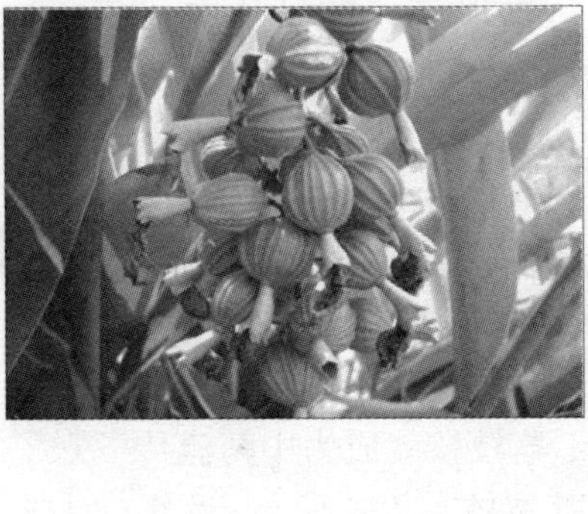

砂仁，又名阳春砂仁、春砂仁、小豆蔻，为多年生姜科植物春砂仁的种子。味辛，性温。归脾、胃、肾经。能行气调中，温暖脾胃，温中止呕。治疗冷气腹痛，气痢腹泻。

# 散寒治疝荔枝核

相传，有一天，唐代大诗人白居易正在家中修改诗稿，有位南方的诗友来看望他，还带来一些刚成熟的荔枝。于是两人一边研究诗稿，一边品尝鲜美可口的荔枝。这时，他的妻子春兰进来，看见桌子上摆着许多荔枝核，就包在一起，随手放在桌子的抽屉里。

一个月后，白居易因受凉得了疝气(俗称“小肠串气”)，行动不便。春兰到郎中家取药，郎中问明情况后，把预先包好的一包中药给了春兰。春兰回到家，因为家务活儿忙，没有立刻煎药，就顺手放在原先放荔枝核的抽屉里。过了一会儿忙完了，春兰从抽屉里拿出郎中包好的中药，打开一看，是几粒荔枝核。她忽然想起了自己存放的荔枝核，“是不是拿错了?”于是打开另一纸包，一看也是荔枝核，两个包儿一个样。



她低头思索了一会儿，难道郎中给的药能治疝气？为了慎重起见，春兰又到郎中家询问，郎中说他给的就是荔枝核，荔枝核是治疝气的良药，他曾用此药治愈不少疝气病人。春兰这才熬了荔枝核水，让白居易服用。没过几天，白居易的疝气就好了。以后，他逢人就说，荔枝核能治疝气病。后来，白居易到京城居住，又将此事告诉了一个御医。御医在修“本草”时，收集上了荔枝核，这样，荔枝核就成为中药流传下来了。

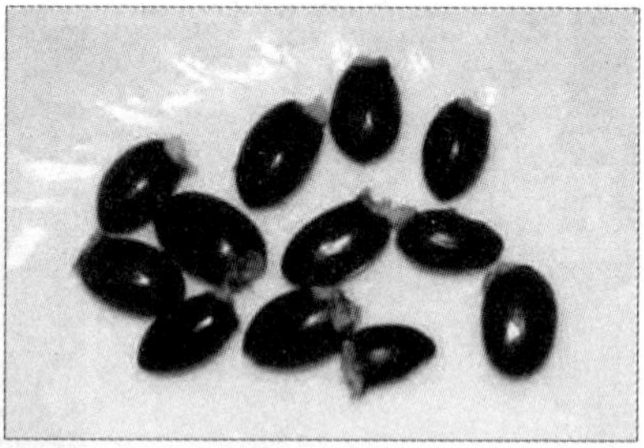

荔枝核，又名荔支、丹荔、丽枝之核，为荔枝的果核，味甘、涩，性温，归肝、胃经。能理气、散结、止痛。可治疝气痛，妇人血气刺痛，胃痛等症。

# 泻下利水牵牛子

传说，很久以前，伏牛山有一对双生姐妹，她们在刨地时，刨出一个白光闪闪的银喇叭。神仙告诉她们说：“金牛山里有一百头金牛，这只喇叭就是开金牛山的钥匙，打开山门之后进去，抱回一头金牛，可吃喝一辈子。但有一条，不能用嘴吹，一吹金牛就会变成活牛跑出来。”姐妹俩想了半天，最后决定把金牛变成活牛，分给穷苦的乡亲们。于是，姐妹俩告诉了乡亲们并打开了山门，姐妹俩跑进去一看，果然有一百头金牛，她们拿起一只，便吹了起来。随着喇叭声响，金桌上的金牛都变成了活牛，顺着山洞向外冲，冲到最后一头牛的时候，这头牛被卡在了山洞口，姐妹俩怕牛卡在里面，又跑了进去，用力把牛推了出来。她们刚准备出洞，可是山门已经闭合了，她俩被关在了里面。第二天，山洞中的那只银喇叭被朝阳一照，变成了一朵喇叭花，并开遍了全山。后来，乡亲们为了怀念双生姐妹，就把这喇叭花叫做“牵牛花”。把喇叭花结的子叫做“牵牛子”。



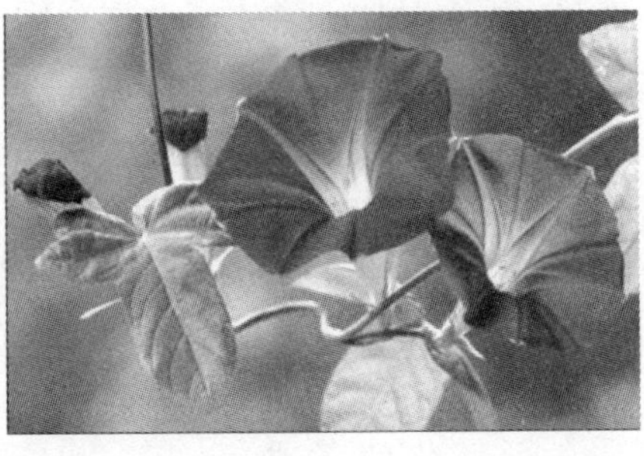

牵牛子，又名黑白丑、二丑、胡颜，为一年生草本喇叭花的种子。味苦、性寒，有小毒。归肺、肾、大肠经。能泻水通便，利尿杀虫。用牵牛子研末服用，可治肝硬化腹水，急、慢性肾炎等。治蛔虫腹痛，可配槟榔、生大黄各等量，研细末每服一钱，用开水调服。因本品有小毒，用量不可过大。

# 消食除胀莱菔子

清朝乾隆年间，苏州府有一富家公子，已三十岁，还沉溺于酒色，偷用了家里一千多两银子，被其父一顿责骂。他原本就虚弱的身体再加上受了刺激，就病倒了。开始像伤寒，后来渐渐神志不清，卧床不起。

其父请来一位郎中，每日用独参汤治疗，愈补痰火愈结，最后竟身僵如尸，皮下还生了上千个痰核。此时，有位好心人对其父说："叶天士是当代名医，何不去请他诊治？"

叶天士来后，经细心诊视，说道："你们都认为他无救了是不是？我看，若现在重打他四十大板也死不了。"其父一听叶天士出言不逊，对他说："我儿子得病后，光吃人参就花了一千多两银子。你要是能治好他的病，我愿拿出一千两银子作为酬谢。"



叶天士摇头说道："银子能让别人动心，对我却不然。还是先治病要紧。"说罢，便开了一张清火安神之类的普通药方，又留下自带的莱菔子研制药末，叫病人一起服用。病人服药之后，三天能讲话，五天能坐起，一个月便如常人。全家会同亲友饮酒赏花，以庆贺公子病体康复。

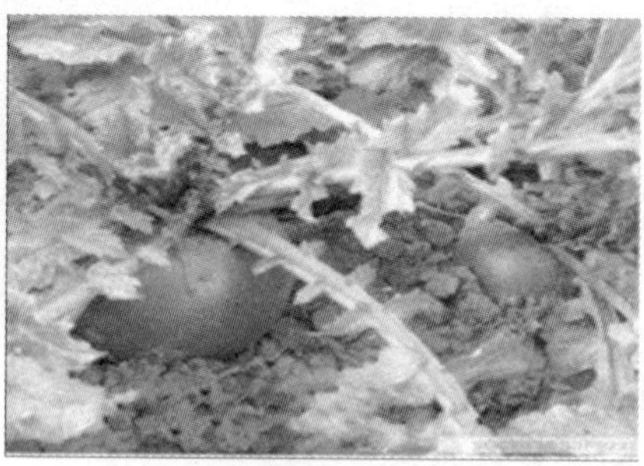

莱菔子，又名萝卜子、萝白子、菜头子，为十字花科植物罗卜的种子。味辛、甘，性平，归脾经、胃经、肺经。有消食除胀、行气化痰的功效。治咳嗽痰喘、食积气滞、胸闷服胀、下痢后重。

# 咽喉疼痛胖大海

传说在古代，有个叫朋大海的青年人，经常跟着叔父坐船从海上到安南(今越南)大洞山采药。大洞山有一种神奇的青果能治喉病，给喉症病人带来了福音，但大洞山上经常有毒蛇猛兽出没，一不小心就会丧命。朋大海很懂事，深知穷人的疾苦，他和叔父用采回来的药给穷人治病少收或不收钱，穷人对大海叔侄非常感激。

有一次，叔父病了，大海一人到安南大洞山采约。几个月都不见他回来，父老乡亲们不知道他出了什么事。等叔父病好了，便到安南大洞山去了解缘由。叔父回来后说："据当地人说，去年有一个和我口音相似的青年采药时，被白蟒吃掉了。"大海的父母听了后大哭，邻友们也跟着伤心流泪，说他为百姓而死，大家会永远记住他的，便将青果改称"朋大海"，又由于大海生前比较胖，也有人叫"胖大海"。



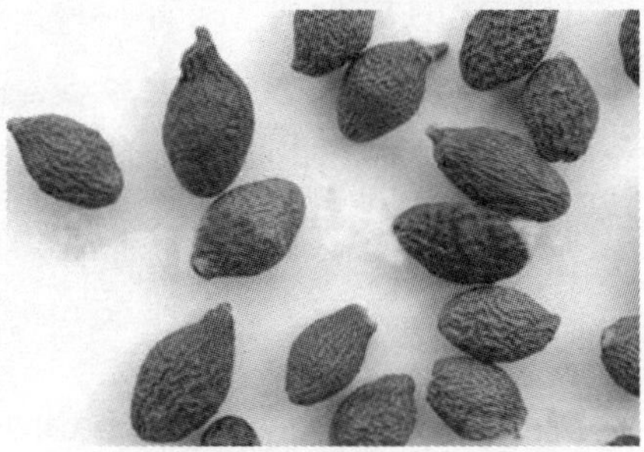

胖大海，又名安南子、大洞果、青果等，为梧桐科多年生落叶乔木植物胖大海的种子，因遇水膨大成海绵状而得名。味甘、淡，性寒，入肺、大肠经。具有清肺热、利咽喉、润肠通便之功效。用于肺热声哑、咽喉疼痛、热结便秘以及用嗓过度等引发的声音嘶哑等症。而对于外感引起的咽喉肿痛、急性扁桃体炎只有一定的辅助疗效。

# 利湿退黄用茵陈

传说，华佗巡诊，遇一村妇求医，只见她眼白及全身皮肤黄染，已病入膏肓。华佗无法，只好向那妇人表示歉意，要她另寻良医。

村妇家境贫寒，每天只能以野菜充饥。好在时值四月，百草旺盛，村妇每天都去割一种细叶的青草煮食，谁知一个月后黄染俱消，病意外地全好了。当华佗第二次遇到村妇时，见她已在山上砍柴，于是惊奇地问："是哪位神医治好了你的黄疸?"村妇如实地将情况向华佗说了一遍。

为了证实这种野草的药用价值，华佗便割了不少这种野草，给黄疸病人服用，可是并不见效。经过了几次的失败，华佗分析认定这可能与药草的采割及季节有关。



到了次年鸟语花香的季节，华佗进行了第三次试验。他在四月份时割取了大量的那种野草，给黄疸病人服用，果然把患者治好了。华佗在实践中得知：这种野草在三月份时叫"茵陈"，四月份时称"青蒿"，具有清热、祛湿和退黄的功能，它的药用价值及功能季节性很强，一但进入五月份以后便迅速失去其药用价值与功能。所以民间便有"三月茵陈四月蒿，五月割下当柴烧"的说法。

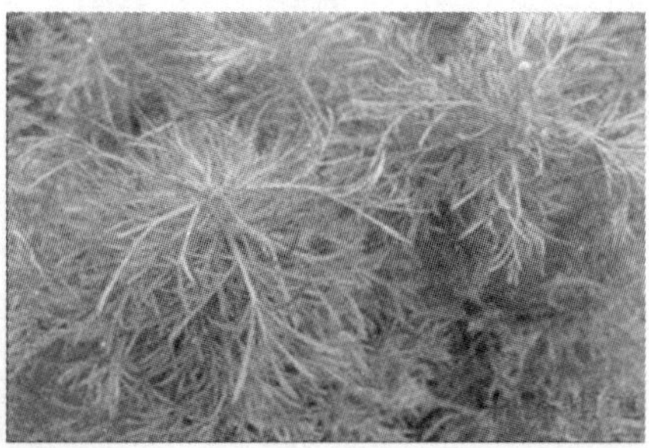

茵陈，又名白蒿、绒蒿、绵茵陈等，为菊科植物茵陈的干燥幼苗。味苦、辛，性微寒，归脾、胃、肝、胆经。能清热利胆利湿退黄。主要用于治疗急性黄疸性肝炎和胆囊炎。

# 补肾接骨骨碎补

从前，凤阳山上住着一个以采药为生的老人，与一只聪明伶俐的小猴为伴。一天，他带着小猴上山采药，当小猴爬攀到悬崖顶上摘一棵草药时，却不幸跌了下来，前后肢均骨折，痛得凄声鸣叫。老人把小猴抱回草棚，并找来各种草药给它治伤。可是，不见好转。

一天夜里，老人刚睡下，突然听见一阵响声，睁眼一看，只见七八只猴子从草棚的破窗口跳了进来。老人偷偷地瞧着，只见它们悄悄地走到伤猴窝边，看看它，摸摸它，又吱吱地叫几声，然后，一只老猴叫了一声，猴子们就跳出窗口走了。不一会儿，这只老猴又跳了进来，嘴里衔着一根藤蔓，藤蔓的叶子有巴掌那么大，藤蔓下结着一个鸡蛋大的块根。它走到伤猴窝边摘下块根，塞进嘴里嚼了起来，嚼烂了便吐在伤猴的腿上，再用前爪摸平，接着又摘下藤蔓上的叶子贴在伤腿上，最后用藤一圈圈地缠住伤腿。一切做好后，老猴在伤猴耳边，轻轻叫几声，便跳出破窗走了。没多久，伤猴的腿竟痊愈了。



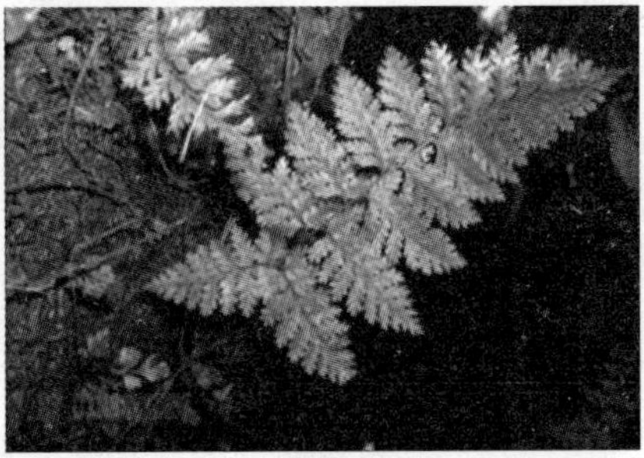

老人按藤蔓样子，上山终于找到了这种藤蔓。因为这藤蔓是老猴献出来的，又因为它的块根辛辣如姜，所以老人便取名“猴姜”。后来，人们因为猴姜能治跌打损伤、骨折等症，又取名为“骨碎补”。

骨碎补，又名猴姜、毛姜、石岩姜等，为蕨类植物槲蕨的根。味苦，性温，归肝、肾经。有补肾、接骨、活血止痛的功能。可治疗跌打损伤、骨折及斑秃，是著名的伤科良药。

# 宁心安神用茯苓

传说唐宋八大家之一的苏辙年少时体弱多病，夏天因为脾胃虚弱而饮食不消，食欲不振；冬天则因为肺肾气虚而经常感冒、咳嗽。请了许多大夫，服了许多药物也未能根除。直到苏辙过了而立之年，他开始向人学习养生之道，练习导引气功，经常服用茯苓。一年之后，多年的疾病竟然消失得无影无踪。从此后，他便专心研究起药物养生来，并写了《服茯苓赋并引》一文。文中写道：服茯苓可以固形养气，延年而却老者。久服能安魂魄而定心志，颜如处子，神止气定。”

我国魏晋时期，茯苓就被当作养生佳品，王公大臣们常把茯苓与白蜜同服。而清宫中，慈禧长年让御厨为她制作茯苓饼食用。



茯苓，又名松腴、茯灵等，为寄生于松树根下的腐生真菌。味甘、淡，性平，入心、脾、肺、肾经。具有利水渗湿，健脾和胃，宁心安神的作用。古代把茯苓列为上品，有久服安魂养神，不饥延年的作用。

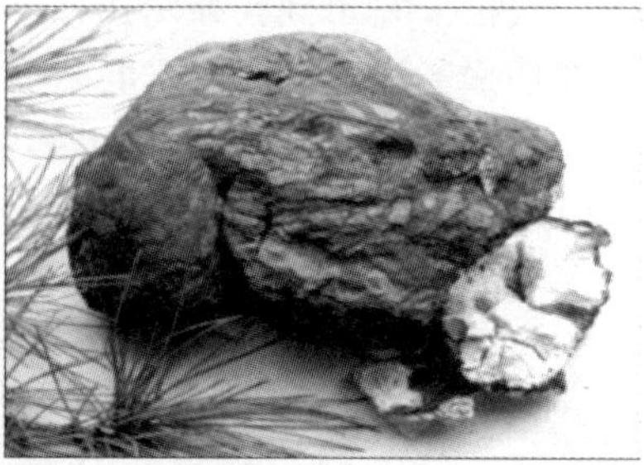

# 凉血利尿荠菜好

相传在唐末，丞相之女王宝钏抛绣球选婿，绣球抛中了乞丐薛平贵，但丞相不允，薛平贵便与王宝钏私奔至长安城南五典坡。婚后适逢西凉国反唐，薛平贵奉命西征。战乱中，薛平贵被西凉国俘虏，并招为驸马，王宝钏只身一人守寒窑 18 载，终于等来有情人。18 年中，王宝钏靠挖荠菜充饥艰难度日，挖光了寒窑附近所有的荠菜，“山无棱，天地合，乃敢与君绝。”

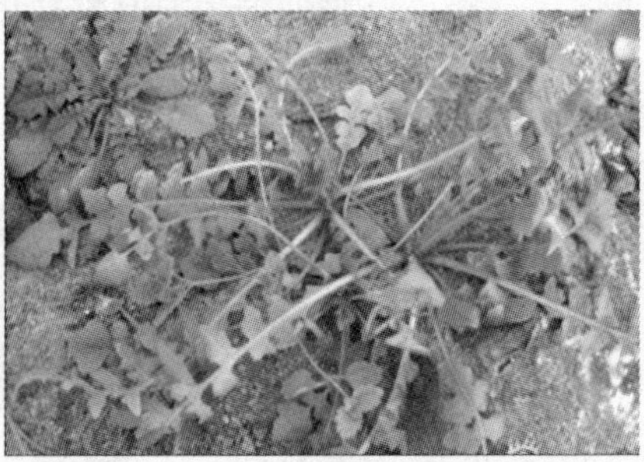

小小荠菜见证了王薛之恋的艰辛。荠菜还因能治百病，对身体很有益处，而被称为“护生草”。正由于荠菜很易采得且对人体有益，便与历代贫苦人民和贫穷文士结下了不解之缘，产生了不少名句。杜甫有诗：“墙阴老春荠。”北宋范仲淹《荠赋》中写道：“陶家翁内，腌成碧绿青黄，措入口中，嚼生宫商角徵。”苏东坡用荠菜、萝卜和米制成著名的“东坡羹”。南宋陆游晚年对荠菜更是嗜之若命，有诗为证：“惟荠天所赐，青青被陵冈，珍美屏盐酪，耿介凌雪霜。”

荠菜，又名清明菜、地菜、枕头草等，为十字花科荠菜属植物荠菜的全草。味甘，性平，归肺、脾、胃经。可凉血止血，清热利尿。用于肾结核尿血、产后子宫出血、月经过多、肺结核咯血。现代医学认为荠菜具有治疗高血压病、感冒发热、肾炎水肿、泌尿系结石。

# 体虚盗汗桑叶灵

相传宋代时，某日严山寺来了一游僧，身体瘦弱，胃口极差，每夜一上床入寐就浑身是汗，醒后衣衫尽湿，甚至被单、草席皆湿，二十年来多方求医皆无效。

一日，严山寺的监寺和尚知道了游僧的病情后，便说："不要灰心，我有一祖传验方治你的病保证管用，还不花你分文，也没什么毒，何不试试?"翌日，天刚亮，监寺和尚就带着游僧来到桑树下，趁晨露未干时，采摘了一把桑叶带回寺中。叮嘱游僧焙干研末后每次服二钱，空腹时用米汤冲服，每日一次。连服三日后，纠缠二十多年的沉疴竟然痊愈了。游僧与寺中众和尚无不惊奇，佩服监寺和尚药到病除。



桑叶，又名霜桑叶、双桑叶、神仙草等，为桑科植物桑的干燥叶。味甘、苦，性寒，入肝、肺经。能清热散风、凉血止血、清肝明目。还可治风热感冒、咳嗽盗汗。

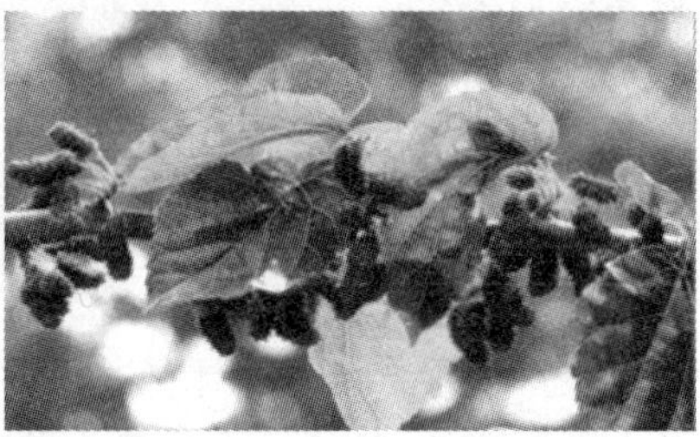

# 风湿疼痛桑寄生

桑寄生在旷野里迎风而立，顶雨而长，虽日复一日，年复一年，但因其貌无惊人之处，又无诱人的气味，故一直不被人们注意。相传它是在无意中被一农夫发现的。这位农夫姓姬名生，世代在黄河流域耕作。因辛勤操劳，加之风寒所袭，晚年之后他腰腿疼痛，而又家贫如洗无钱医治，几乎丧失了劳动力。

一日他在田间劳作后，连回家的气力也没有了。心一横，干脆死在荒野草地算了，于是就栖身于许多藤条缠绕的桑树之间。一觉醒来，已是日落西山，只觉得周身汗出，肢节舒展，多年的腰腿疼痛明显减轻了。以后，他每于劳作后都躺在这些乱藤上休息。久而久之，他的腰腿疼痛不仅痊愈了，而且干活也来了力气。此事很快在乡邻里传开，不少腰腿疼痛者前来找他，有的如法套用，有的还灵活发挥，采回藤条煎汤饮用，的确都有比较好的效果。后来，人们为了纪念它的发现者，就把这种藤条称为“姬生”了。又因这种藤条大多寄生于桑树上，后人又把它称为“桑寄生”了。

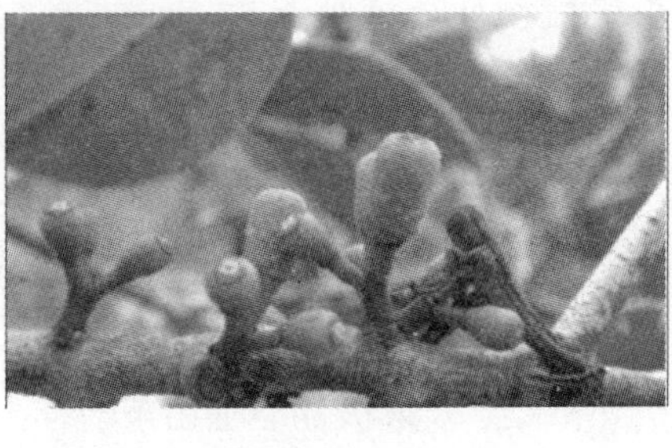

桑寄生，又名姬生、广寄生、飞来草等，为常绿小灌木植物桑寄生和槲寄生的带叶茎枝。味苦，性平，归肝，肾经。能祛风湿，补肝肾，强筋骨。治风湿性关节病，腰膝酸软；还有安胎和降血压的功效。

# 疏肝解郁夏枯草

从前有位书生名茂松，为人厚道，自幼攻读五经四书，但屡试不第。茂松因此终日郁闷，天长日久，积忧成疾，颈部长出许多瘰疬(即淋巴结核)，蚕豆般大小，形似链珠，有的溃破流脓。众医皆施疏肝解郁之法，无效，病情越来越重。

这年夏天，茂生父亲不远千里寻神农。一日，他来到一座山下，只见遍地绿草茵茵，百花艳丽，似入仙境。他刚想歇息，不料却晕倒在了地上。茂松爹怎么也没有料到，这百草如茵的仙境，竟是神农的药圃。此时，神农正在给药草浇水施肥，见有人晕倒，急忙赶来救治。茂松爹醒来，谢恩并诉说了自己的苦衷。神农听罢，从药苑摘来药草，说："用此草上端球状部分，煎汤服用。"又说："此草名夏枯草，夏天枯黄时采集入药。"茂松按神农所说服药后，果然康复。于是，父子二人广种夏枯草，为民治病，深得人心。神农是民间传说中的药仙，他解除众生疾苦之伟绩，千古传颂。

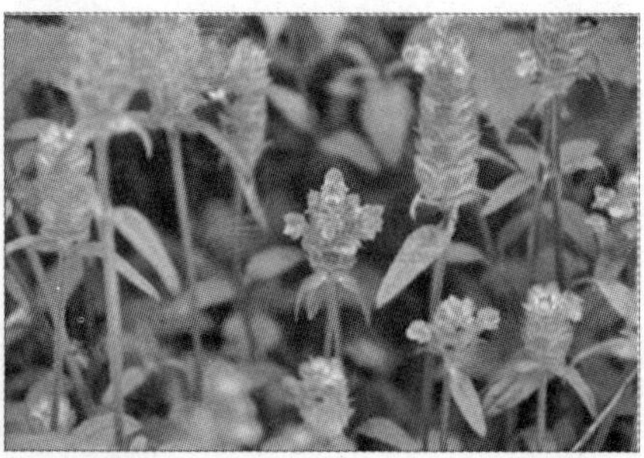

夏枯草，又名棒槌草、芒捶草、花鼓槌等，为唇形科植物夏枯草的干燥果穗。味苦、辛，性寒，可入肝、肺二经。具有清热散结，清肝明目之功效。对肝气郁结所致瘰疬，用疏肝解郁的药物，配合夏枯草清热散结，效果极佳。常用来治疗淋巴结核、高血压、动脉粥样硬化等病。

# 温肺补肾话核桃

传说，核桃和蟠桃一样，是西王母的圣果，又称长寿果，一般的凡人根本看不到，摸不着。后来，西王母追随玉皇大帝来到卢氏，随身把核桃和蟠桃也带来了。有一年，卢氏发生了瘟疫，神医扁鹊带着弟子到玉皇山采药，灵芝、天麻、枣皮、金银花都采到了，唯独少了最主要的一味药——核桃。到哪儿找核桃呢？弟子子阳建议：进瓮潭沟，向住在瓮城瀑布上面瑶池旁边的西王母讨要。

扁鹊来到瓮潭沟口，被西王母的丫鬟杜鹃挡了驾。说七仙女们正在瓮城瀑布戏水，请君稍待片刻。等了一会儿，杜鹃说，仙女们转移到上面的瑶池去了，请君入瓮吧。

瓮潭沟口小肚子大，生得真是像个瓮。扁鹊进到沟里一看，两边山坡上尽是中草药。就连溪水里游来荡去的甲鱼、大鲵等，用于救死扶伤也都是上好的补品。扁鹊正在为瓮城瀑布的壮丽景观惊叹不已，这时杜鹃送来了核桃种子，并且告诉他，这一个核桃救不了多少人，不如把它种在沟口，经王母娘娘一点化，马上就能长成大树，结出许多核桃。扁鹊走到沟口，按杜鹃的说法把核桃埋进土里，眨眼间，面前便长起一棵大树，并且结了无数的核桃。扁鹊就用这棵树上的核桃作药引子，救活了无数的人，最终消灭了瘟疫。

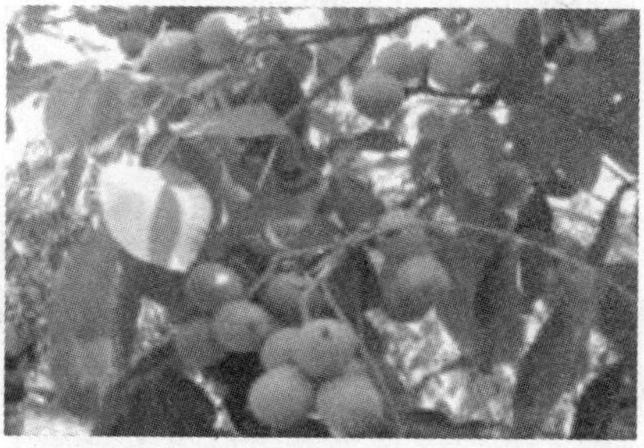

核桃，又名胡桃、羌桃、万岁子，为胡桃科植物胡桃的果实的种仁。味甘，性平，归肾、肺、大肠经。功效：补肾壮阳、润肺镇咳止喘、健脑益智、补气益血、通乳美肤、抗衰老。

# 毒蛇咬伤徐长卿

相传在唐代贞观年间，太宗李世民外出打猎，不慎被毒蛇咬伤，病情十分严重。御医们用了许多贵重药材，均不见效，急得团团转，只得张榜招贤："谁能治好皇上的病，重重有赏。"民间医生徐长卿看榜文，便揭榜进宫为皇帝治病。徐长卿把自己采来的"蛇痢草"取三两煎好，一日两次让李世民服下，余下的药液用作外洗。结果，第二天病情就有了好转。再连服 3 天，症状就完全消失了。李世民高兴地说："先生果然名不虚传，药到病除，但不知所用何药？"徐听了急忙跪下，吞吞吐吐地答不上话。原来李世民被蛇咬伤后，下了一道圣旨，凡是带"蛇"字的都要忌讳，谁说了带"蛇"字的话都要治罪。情急之下，一旁的丞相魏征灵机一动，连忙为他解围说："徐先生，这草药是不是还没有名字？"徐会意忙说："禀万岁，这草药尚无名字，请皇上赐名。"皇上不加思索地说："是徐先生用这草药治好了朕的病，既不知名，那就叫'徐长卿'吧，以免后人忘记。"皇帝金口玉言，说一不二，这样一传十，十传百，中草药"徐长卿"的名字也就传开了，并一直沿用至今。



徐长卿，又名一枝香、一线香、寮刁竹等，为萝藦科植及根茎。味辛，性温。归肝、胃经。可祛风化湿，止痛止痒。主治：风湿痹痛，胃痛胀满，跌扑损伤和毒蛇咬伤。

# 化瘀调经益母草

传说数百年前，衢州府龙游城南有一山名“常方”。一天，一年轻孕妇在山脚溪边洗棉纱。突然一受伤母鹿窜过来，双脚跪在她面前簌簌发抖，低沉哀鸣，好像在向她乞求。原来后面有一猎人在追杀这只鹿。她顿生恻隐之心，将母鹿拽过骑在胯下，并用裙子罩住，继续洗纱。猎人追来，问其是否看见一头母鹿，她用手指向他处，母鹿因而幸免于难，并在她的治疗下，伤愈后欢奔而去。

几个月后，孕妇临产，肚疼两天两夜未产下婴儿，全家焦急万分。第二天深夜，孕妇痛苦声传出屋外，在山弯深谷中回荡。婆婆忽听门外有撞击之声，开门一看，只见一头小鹿嘴含一草以头撞门，之后，将草放在门槛里，点头三下而去。产妇听见丈夫、婆婆议论，记起数月前之事，心想：“莫非母鹿报恩，送药来救我了”。婆婆即将草煎汤，她服药后肚子不疼了，顷刻，婴儿呱呱坠地，母子平安，全家大喜。后来又从门槛里找到一株全草，她丈夫即按草样上山采取，普救产妇，药名为“鹿含草”，因其对产妇有恢复元气之效，又称“益母草”。也有人将益母草烘干，研制成粉末，称“产母药”，将其制成膏剂，叫“益母膏”。

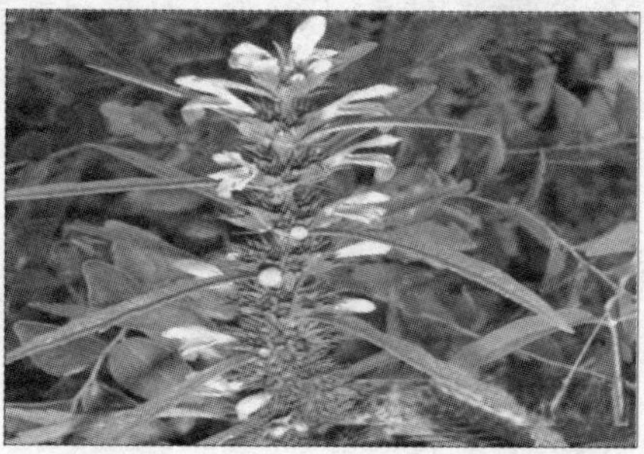

益母草，又名茺蔚子、鸡母草、坤草等，为唇科植物益母草之全草。味苦、辛，性凉，归心、肝、膀胱经。有活血、化瘀、调经之功。全草含益母草碱，对子宫有收缩作用，堪称为妇科良药。

# 脏躁虚汗浮小麦

宋代太平兴国年间，京城名医王怀隐，有一天雨后放晴，到后院查看晾晒的中药材，发现新购进一堆小麦，便问伙计："这些又瘦又空的蛀小麦，何人送来的?"伙计回答："是城南张大户送来的。"他正想再说什么，忽然来了一位急症病人，那病人的丈夫对王怀隐恳求说："王先生，我家娘子近来不知何故，整日心神不宁、发怒，有时哭笑无常，甚至还伤人毁物，真有点吓人。请先生施恩，为她除病驱邪。"

王怀隐切了切那妇人的脉，又问了几句病情，捋须笑道："不必惊恐，此乃妇女脏躁症也。"言毕，信手开了一方，上书：甘草、小麦、大枣三味药。那汉子持药扶病妇临行时，又补充一句病情："先生，我差点忘了，她还常常夜间出汗，汗液常湿透衣衫呢。"王怀隐点头答道："嗯，知道了，先治好脏躁症再说吧。"



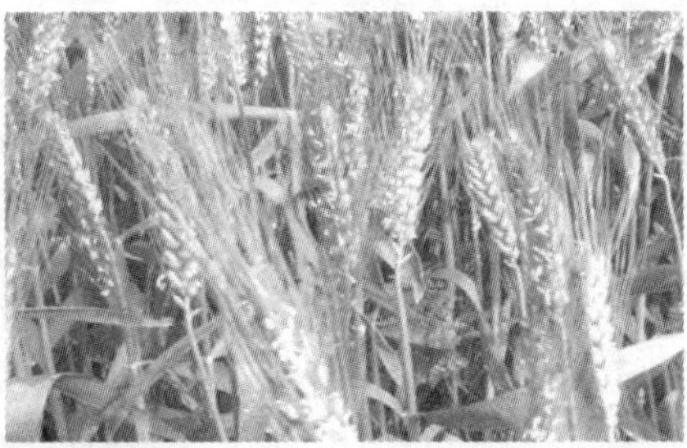

数日后，那妇人偕丈夫乐滋滋地来拜谢王怀隐，王怀隐关切地问："不急，今天再来治你的盗汗症。"那妇人笑道："不必了，已一并痊愈了。"王怀隐暗自思忖，难道是这又瘦又空的蛀小麦起的作用。后经了解，原来张大户送来的麦子是漂浮在水面上的"浮小麦"。

浮小麦，又名麦鱼、浮水麦、浮麦，为漂在水面上虫蛀的麦子。味甘、咸，性凉，入心、肺经。它为作用温和的止汗药，善治一切虚汗，还具有镇静之功效，可治疗脏躁症。

# 风寒感冒用桂枝

相传清代浙江有一户姓倪的富户，一天，他的小妾生病了。名医金慎之诊察之后，认为病人所患为伤寒，于是用了医圣张仲景的名方“桂枝汤”。由于病人体质较弱，金大夫特意只用了桂枝 5 分(约 1.5 克)。病家拿了药方到一家名叫“三益堂”的药店抓药，谁知药店柜上新来了一个伙计，他竟然把桂枝的量抓成了 5 钱(约 15 克)。病人服了取回煎好的药后，次日就一命归西了。倪家怀疑是大夫开错了药，于是把金大夫告上了县衙。经过查对药方和药渣，才发现是桂枝的药量出了致命的错误，金大夫才得以雪洗冤屈。为了警示后人，县官还命三益堂药店在死者的墓旁建立了一座“桂枝亭”。

桂枝和肉桂虽是同根生，是来于同一“家族”的两种不同药材，但在中药里，由于各自的药用部位不同，其性味功能主治与临床应用也不尽相同，相互不可替代。肉桂可温中补阳，而桂枝则发汗解肌。



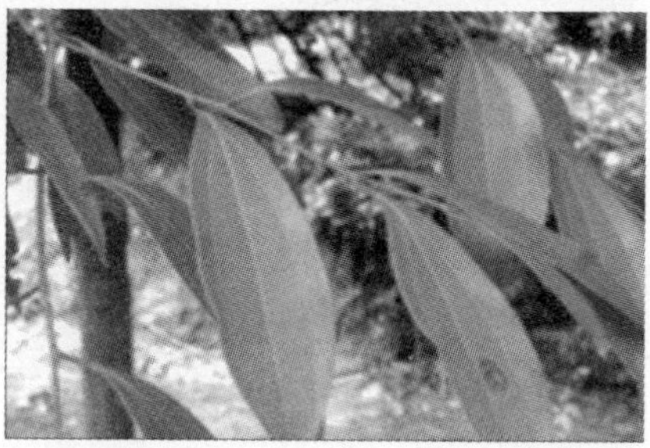

桂枝无论用于外感热病或其他杂病，其功效全在一个“和”字，和表里、和营卫、和肌腠、和血脉，从而使机体气血升降和阴阳平衡。

桂枝，又名川桂枝、玉桂枝、牡桂枝，为樟科植物肉桂的干燥嫩枝。味辛、甘，性温，归心、肺、膀胱经。发汗解肌，温通经脉。多用于风寒感冒，身热头痛，恶寒怕风等症。

# 解热止疟话柴胡

从前有个姓胡的庄主，家里有个叫柴哥的长工得了“寒热病”。胡庄主见他已不能干活，又怕他的病传染给家里人，便想将柴哥赶出家门。柴哥哀求道：“老爷，我无家可归，无亲可投，现在又得了病，你老叫我上哪儿去呢?”胡庄主一听这话，故作亲热地说：“柴哥哟！你先到外面住几天，等到病好了再回来。”柴哥一出门就觉得浑身发软，两腿酸痛，行走费力，便昏倒在一片杂草丛生的水塘边。

第二天醒来，柴哥觉得又渴又饿，可是连站起来的力气都没有了，只得用手摘身边的草根充饥。这样一连几天，他也没换过地方，饿了就吃草根。周围的草根吃光了，柴哥就试着站起来，忽然觉得身子有了劲，病也好了，就又回到胡家。胡庄主原以为柴哥早死在了荒野，不料却见柴哥回来了，便皱着眉头说：“你怎么回来了?”“老爷，你不是说我病好了就回来吗?”



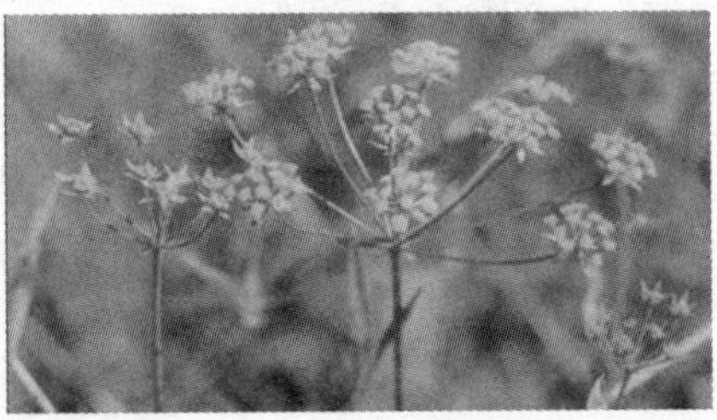

过了一年，胡庄主的独生子也得了“寒热病”，病情和柴哥一模一样，请了多少郎中也没治好。这时忽然想起了柴哥来，派人找来后，就让柴哥去塘边挖回许多自己吃过的那种草根，煎汤给少爷喝。一连服三天，病果然好了。胡庄主大喜，想给这种草药起个名字，想来想去觉得这种草药是柴哥发现的，自己又姓胡，所以就取名叫“柴胡”。

柴胡，又名软柴胡、香柴胡、红柴胡，狭叶柴胡，为伞形科植物柴胡（北柴胡）和狭叶柴胡（南柴胡）的根或全草。味苦，性微寒，归肝、胆经。有和解退热，疏肝开郁作用，并有阻止疟原虫发育之效。

# 健脾益肺选党参

古时候，山里有一个姓高的大财主，开着一个“济世堂”的中药铺，卖尽假药、劣药，坑害了一方百姓。当地有户贫苦的青年，名叫张郎，父子二人相依为命，母亲就是吃了“济世堂”的假药死的，还欠下了一笔药债。后来，张郎的父亲也得了重病，不得已又到“济世堂”赊了几服药吃，不想病却越发沉重了。

原来，医生在处方上开的“党参”抓药时被别的草根代替了。张郎看出卖的药不可靠，就自己上山去找党参。

张郎背着背篓和挖锄，在山里寻啊，找啊，又累又饿，终于倒在了一个岩洞里。模模糊糊中，面前站着个年轻姑娘，问他到这里来干什么。他叙说了自己的苦处以后，姑娘告诉他说：“前面夹槽里有一大棵党参，你把它挖去栽在自己园里，再掐一片叶儿，给你父亲煎水喝，病就会好。”他的父亲喝了之后，病很快就痊愈了。



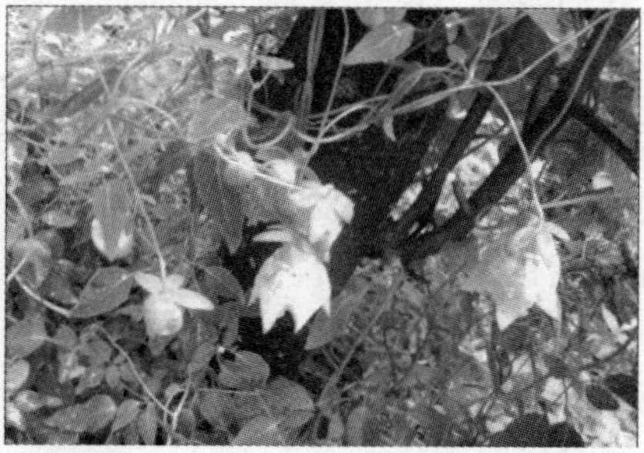

党参，又名东党、台党、上党人参等，为桔梗科植物党参的干燥根。味甘，性平。归脾、肺经。可补中益气，调和脾胃，健脾益肺。用于治疗脾肺虚弱、气短心悸、食少便溏、虚喘咳嗽、内热消渴。

# 行气去瘀凌霄花

相传，在闽西一个叫龙地的山村里，住着一户姓董的财主，他有一个女儿叫凌霄，生得如花似玉，又会吟诗作画。女儿大了，董财主和老婆商量要给她找个门当户对的人家，便托亲求友四处择婿。可他们哪里知道女儿凌霄早已深深爱上了年轻英俊、勤劳善良的长工柳明全。善良的凌霄姑娘常常背着爹娘把好吃的东西送给柳明全，还悄悄地为他缝制新衣裳，俩人山盟海誓地说生死都要在一起。这事被财主知道了，财主怒气冲天，命令家丁把柳明全毒打一顿后，丢到了荒郊野外。不到天明，柳明全就断了气。第二天，村里乡亲们把柳明全埋在了村外的小河边。神奇的是，没过几天，柳明全的坟堆上长出了一棵枝叶茂盛的大柳树，缠绵细长的柳条，随风飘动，好像一串串泪珠。凌霄姑娘因违反家规被董财主监禁起来，她不吃不喝思念着柳明全，当她知道柳明全已经死去的消息时，像疯了一样，冲出家门，跑到了柳明全的坟前，拜了三拜，便猛地一头撞死在大柳树上，霎时变成一棵木质藤，藤条围绕着柳树干向上爬，枝头开满了赤色的花朵。后来，人们发现凌霄姑娘变的花能医治风湿性关节炎、跌打损伤和血崩等疾病。为了纪念凌霄姑娘，人们就把这味中药起名叫“凌霄花”。

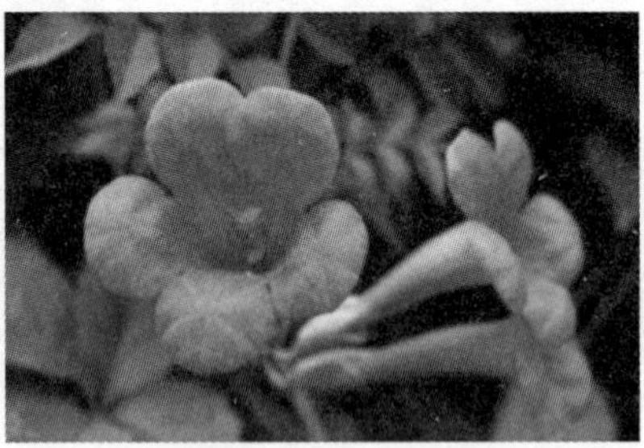

凌霄花，又名紫威花、倒挂金钟、堕胎花等，为紫威科植物凌霄花。味甘、酸，性寒，归肝、心包经。具有行气去瘀，凉血祛风之功能。用于产后乳肿、风疹发红、皮肤瘙痒、痤疮等。

# 跌打扭伤接骨草

传说很久以前，在云南热带雨林中，一个哈尼族老中医正在采集草药。当他在一棵大树下休息的时候，有一条大蜈蚣爬了过来。老中医举刀把它剁成两截，两截蜈蚣在地上挣扎。可一会儿，又来了一条蜈蚣，衔了一片绿叶，并把绿叶安在受伤蜈蚣的断处。不久，奇迹出现了：那两截蜈蚣竟连接起来，慢慢爬进了草丛。

老中医从中受到启发，他在一株细藤上找到了蜈蚣衔的那种绿叶，并摘了一些带回家。他先把鸡脚弄断，然后把捣碎的叶子敷上。结果，三天后断了的鸡脚果真长好了！

后来，老中医又试着用这种叶子医治骨折病人，结果也获得了成功。后来，人们就称这种植物为"接骨草"。



接骨草主产广东、广西及我国西南山区，喜生于阴湿处，多栽培作为绿篱，故称"裹篱樵"。药用全株，全年可采。洗净，晒干备用。并已被引种到外国。目前仍为中医骨伤科常用药物。

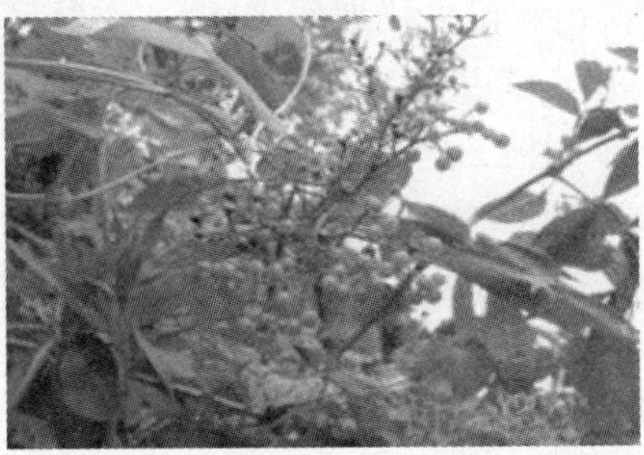

凡跌打扭伤，风湿性关节炎和骨折，可用本品1～2两，水煎服，同时用鲜品捣烂或干品研粉，用酒醋调敷患处。无名肿毒初起，可用鲜品捣烂敷患处即可。

接骨草，又名小驳骨丹、百节芒、裹篱樵等，为爵床科植物接骨草属的全草。味微酸、辛，性平，入肺经。能祛风湿、理跌打、治骨折、疗肿毒。

# 涌吐截疟用常山

从前有座山，名叫常山。山上有座破庙，庙里住着个穷和尚。这个和尚因为生活没着落，每天下山化缘。有一回，和尚得了疟疾，一到下午先发冷后发热，每天犯一阵。疟疾的滋味可真难受，穷和尚被折腾得皮包骨头，人形儿都变了。但是，每天连饭都不一定能吃上，哪有银子去治病呢？

一天和尚又下山化缘，快晌午了，还没讨来一口饭，他饿得肚子咕咕直叫。他来到一家穷人门前，主人说："我们也吃不上饭，刚煮了半锅野草根稀粥，谁吃了谁吐。你要是胃口好，就吃吧。"讨饭的哪敢挑食啊！和尚饿得实在受不住了，一口气儿吃了两碗。说也怪，他吃了这种野草根子，一口也没吐。而且，直到太阳落山，不光没犯病，还感到浑身舒服多啦。



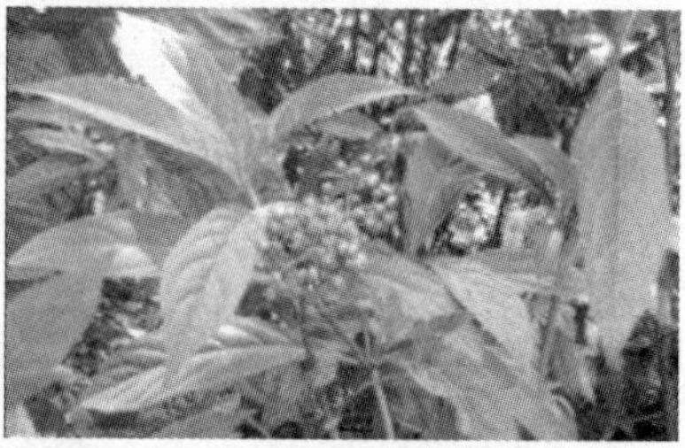

几天过去，疟疾病都没发作。和尚想："上回吃了那种野草根煮的粥，病就不发了，是不是那种草根能治疟疾呀？"他急忙去找那位施主，见面就问："我上次在你家吃的那种草根，是在哪儿挖的呀？""那是我家不懂事的二呆子挖来的。"二呆子是这家的儿子，看着有些傻气。他领着和尚上了山，找到一种开蓝花的野草。于是和尚挖了许多，一连吃了很多日子，疟疾病就这么除了根。

从此，和尚化缘时遇到疟疾病人，就用这种草根给他人医治，治一个好一个。于是，人们都说："常山破庙里的和尚会治疟疾"大家都跑到破庙来求药。因这药草出在常山，就被叫做"常山"了。

常山，又名互草、黄常山、翻胃木等，为虎耳草科植物黄常山的根。味苦，性寒，有毒，归胃，胆经。有涌吐截疟之功效，可治疟疾，瘰疬。

# 和胃止呕用黄土

宋代，山东郓州有位名医叫钱仲阳，又名钱乙，是我国儿科鼻祖。在钱乙 50 岁时，神宗姐姐长公主的女儿患病，太医诊治无效，长公主闻钱乙之名，便请他来京为女儿治病。钱乙看罢患儿，诊断其病为泄泻，太医治疗方法是正确的，只是小孩阳气将复未复，但尚无大碍。因长公主与附马疼女心切，无理催逼，使太医们不敢放手用药，才致病情迁延。钱乙开了一帖药嘱其煎服，患儿两天后便痊愈。长公主欣喜至极，奏请神宗授钱乙翰林医学之职。

次年，宋神宗第九子仪国公患瘛疭症（即手足痉挛），众太医束手无策，神宗十分焦急。这时，长公主向神宗推荐钱乙。钱细察病情，进以“黄土汤”10 余剂，皇子也痊愈了。天子大悦召见钱乙，神宗不解黄土为何能治病。钱乙奏道：“黄土乃灶心之土，以土胜水，木得其平，则风自止耳。况且经前面许多太医治疗，病已快好了，臣正好碰上痊愈之时。”神宗对玄妙的医理似懂非懂，但后面的话听得很清楚，钱乙一面自谦，一面又巧妙地为太医们开脱了责任，足见其医术不凡，人品更高，真乃仁厚君子。便提升他为太医丞，赐紫色官服与金鱼袋，荣耀非同一般。

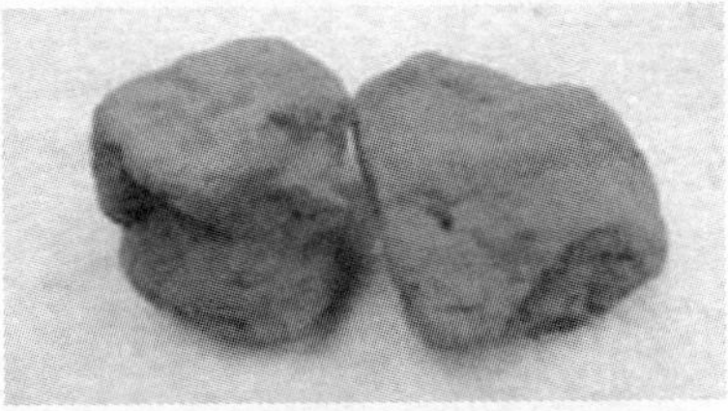

黄土，又名伏龙肝、灶心土，为烧柴草的土灶炉膛四周的黄土，久经火烤，呈现焦黄色或带红色的块状物。味辛，性微温，归脾、胃经。具有和胃止呕，收敛止血之功。

# 解毒止呕选黄连

清代名医叶天士，是温病学说的代表人物。有一天，叶天士愁眉不展，独自在房内徘徊，口中自言自语，尽是“黄连”二字。

原来，叶天士的老母因病，发热不退，胃纳不佳，胃脘作痛，烦躁不安。他欲用黄连，又恐老母体弱，受不住寒凉药的攻伐，故一时没了主见。

叶天士向仆人询问：“此时医士尚有学问深而名未著者乎?”仆人答：“江尾有一章医生，言其医术恐超过主人，但找他看病者却廖廖无几。”叶天士沉吟一会儿后说：“口出大言，当有实学。”立即亲笔修书一封，命仆人请章医生前来诊视母亲的病症。信中写道：“君住江之尾，我住江之头，未识尊颜，诚惶诚恐，家母失健，恳望赐医。弟天士叩首。”



章医生给叶母诊病后，开一帖，独用黄连。叶天士看此兴奋地叫了起来：“吾早欲用此药，奈家母年高，恐慌来真火，故不敢耳。”即命仆人速去取药。

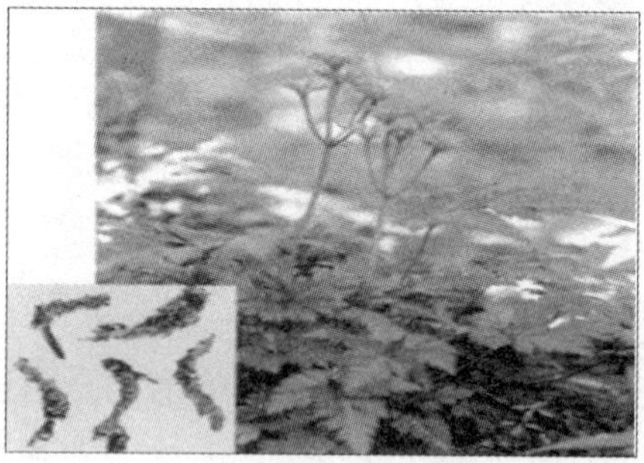

章说：“太夫人之病是湿热郁于心胃之间，两尺脉长而有神，本元坚固，用之无害。”叶天士连连称是，拜首相叩。叶母服第一帖后热退入眠，渐有食欲；服第二帖后，病即痊愈。

黄连，又名姜制黄连、萸黄连、三角叶黄连等，为毛茛科植物黄连的干燥根茎。味苦，性寒，归心、胃、肝、大肠经。能清热，解毒，止呕。治发热，烦闷和肝胃不和。

# 燥湿泻火用黄芩

相传，在四川的大山里，有一对苦命的小姐妹，姐姐叫黄芩，妹妹叫黄连。父亲早丧，母亲快要断气时，把黄芩和黄连叫到跟前嘱咐说："我不行了，你们姐妹两个以后要互相照料，相依为命，不管谁找到好地方，都要有福同享。"姐妹俩当着母亲的面都点头答应了。母亲死后，黄芩带着黄连，四处流浪，以乞讨为生，饱受风寒之苦。时间久了，黄芩总觉得带着小妹妹是个拖累，便产生了遗弃妹妹的邪念。

黄芩于是抛弃了妹妹黄连，独自去寻求幸福，后来她虽找到了一个较好的地方，但每每想到黄连，总觉得心中有愧，不久便因心中空虚而死。就在黄芩死去的地方，长出了一种小草，这种草的根是黄色的，稍一长大，它的根就变得心黑而中空，人们就说这是黄芩的化身，就把这种草取名为"黄芩"。



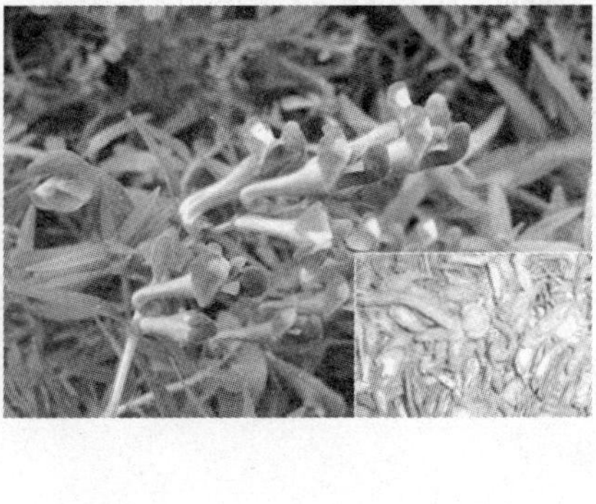

黄芩，又名山茶根，土金茶根、黄芩茶，为唇形科植物黄芩的干燥根。味苦，性寒，归肺、胆、胃、大肠经。能清热解毒，凉血安胎。用于湿温、暑温、胸闷、呕恶、湿热痞满、黄疸泻痢、肺热咳嗽、高热烦渴。

# 清热燥湿选黄柏

从前，长安有个富商，叫王善夫，小便不通，成中满以后，大腹便便，坚硬如石，壅塞之极，腿脚肿胀，破裂出黄水，双睛凸出，吃不下，睡不着，苦不堪言。求李东垣治，李东垣询问了病因和其他医生所用之方，想起《素问》中说："无阳则阴无以生，无阴则阳无以化。"又云："膀胱州都之官，津液藏焉，气化则能出矣。"想此病小便癃闭，肯定是无阴而阳气不化的原因。于是对病人说，你这是吃得太好了，山珍海味积热损伤了你的肾水，导致膀胱久而干涸，小便不化，火又逆上，而为呕哕。同时给病人开了以北方寒水所化大苦寒的药，黄檗、知母各一两，酒洗焙碾，肉桂一钱作引子，热水丸如芡子大，每服二百丸。病人沸汤下，过了一会，前阴如刀刺火烧一般，尿就跟山洪暴发一般出来了，一转眼，肿胀消散。



黄柏，又名黄檗木、小黄连树皮、黄波罗树皮等。为为植物黄柏的干燥树皮。味苦，性寒，归肾、膀胱、大肠经。能清热燥湿，泻火除蒸，解毒疗疮。

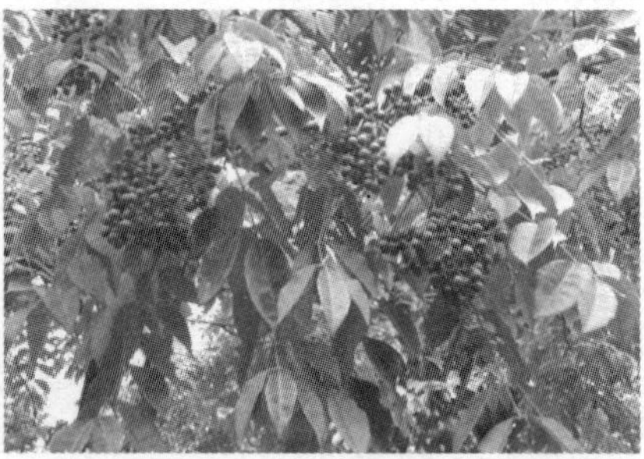

# 轻身延年话黄精

相传五代时江西临川有一女子，被迫进入一士人家中为婢，因不堪虐待，逃进山中。不久所带干粮吃光了，只得饮山泉充饥。一天，她昏倒在溪边，醒来见溪水旁有一丛野草鲜嫩可爱，遂连根拔起大嚼，倍觉甜美。自此她饥则以此草为食，渴则以清水为饮。久之，便腹不知饥，口不思渴，往来林中竟觉身轻体健。

一天夜里，该女睡于大树下，忽然从梦中惊醒，只听得草中兽走声急，以为虎狼奔来，十分惧怕。惶恐中，急欲上树，刚生此念，已于树上，她觉惊喜，仿佛梦中。次日清晨欲跳下树来，不觉身已飘然而下，立于树旁，她惊喜至极，以为有神灵相助。从此，她意有所往，身则飘然而至。往来山林，攀崖逾涧，轻捷矫健。士人闻之大惊，以为婢女成仙，恐其前来报复，日不食，夜不眠，家奴说："贱婢哪有什么仙骨，不过吃了山中药草黄精，才使身体灵健。"



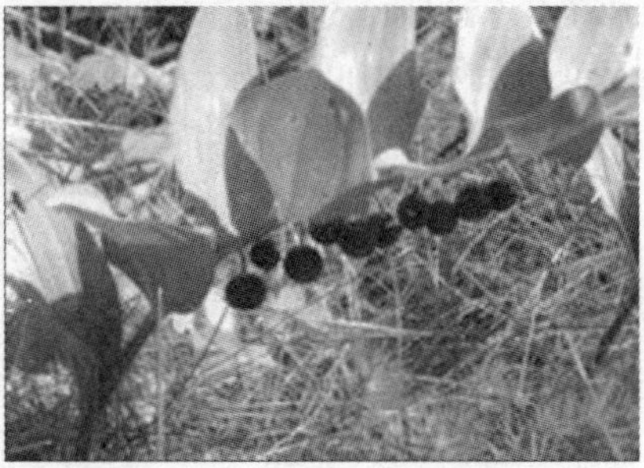

黄精，又名玉竹黄精、姜形黄精等，为百合科植物滇黄精、黄精或多花黄精的干燥根茎。味甘，性平，无毒，归肺、脾、肾经。能补中益气，养阴润肺，滋肾填精，对于脾胃虚弱，面色萎黄、体倦纳差，肌肤枯燥、肠风便秘等，有较好的疗效。

# 祛风除湿鹿衔草

传说很久以前，山间密林中群居着野鹿。但见野鹿雌雄相嬉，有些还相互交配。奇怪的是，山民发现为一对野鹿交配完毕后，雄鹿便会倒“毙”于地。接下来，便有一群雌鹿围扰过来，发出悲鸣嚎叫，即而把头凑在一起，又四散而去。约莫半晌工夫，这散去的雌鹿都衔着相同的草回来，原来刚才是为雄鹿寻药草去了。这些雌鹿把草衔到雄鹿嘴边，磨来蹭去，没多久，奇迹出现了，倒地的雄鹿竟慢慢眨动眼睛，醒过来了，而且犹如刚从睡梦中醒来，重又神采飞扬，和雌鹿交颈摩肩，戏玩如初。



窥此幕的山民颇感惊奇，想看这神草是什么样子，便窜出草丛，把鹿群吓跑。走近一看，这草长着圆圆的叶片，香气浓郁，当地生长很多，于是便采些拿回家，心想人吃了可能也会有药效。后来验证，此药草确有益肾补虚救急的功效。可给药草取个什么名字呢？当时观鹿的几个山民提议，叫“鹿衔草”吧，就这样定了名。后来又发现此药草还有祛风除湿活血的功效。

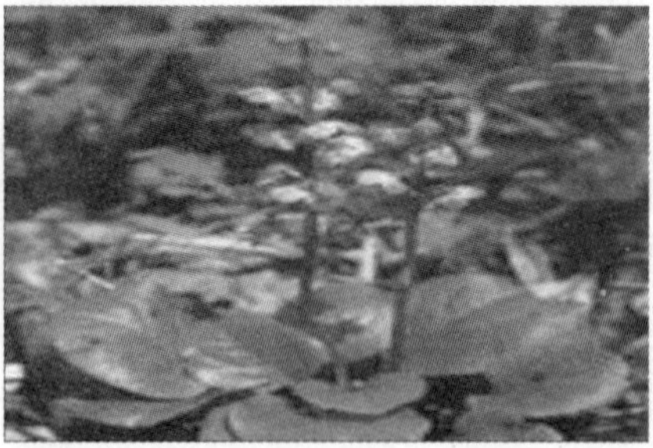

鹿衔草，又名破血丹、鹿蹄草、秦王试剑草等，为鹿蹄草科植物的干燥全草。味甘，性温。入肺经、胃经、肝经、肾经。能祛风湿，强筋骨，止血。用于风湿痹痛、腰膝无力、月经过多、久咳劳嗽。

# 拔毒杀虫断肠草

传说乾隆皇帝三下江南时，这一天，他来到了镇江。在一家客店投宿后，乾隆辗转不能入睡，感到身上奇痒难熬，他便披衣起床，去了一家草药铺，一中年人持烛为乾隆开了门。“恕小生深夜打扰，求先生配点草药。”年轻儒雅的乾隆像个富家公子一样上前行礼。“客官请坐，反正我还未就寝。”主人答道。乾隆借着灯光一看，这位草药先生深夜还在抄写药书，可见是个勤奋之人。主人为乾隆沏上茶，两人便攀谈起来，无奈乾隆身上各处时有奇痒，忍不住要去抓挠，又怕失礼，于是将自己的病症先告诉了草药郎中。这郎中先生十分认真地检查后，告诉乾隆说：“你患的是疥癣，民间又叫疥癞疮，是皮肤病中的一种顽疾，能治，但需遵医嘱。用药后不能用手直接抓痒，更不能入口，因为此草药有剧毒。”“先生能告诉我此草药的名字吗?”“断肠草。”



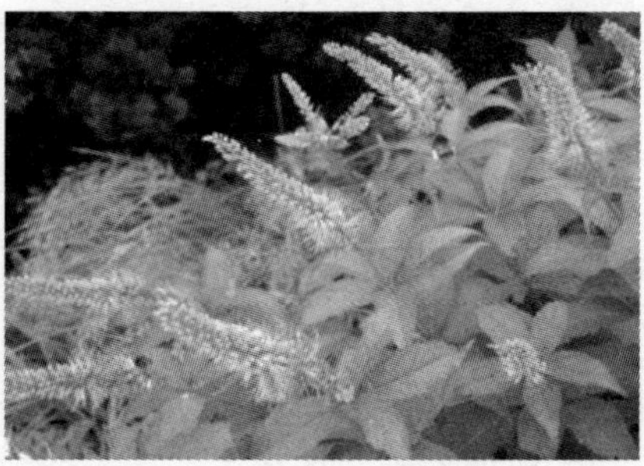

断肠草，又名胡蔓藤、大茶药、山砒霜等，为马钱科多年生常绿缠绕性木质藤本植物。味苦，性寒，有剧毒。能攻毒拔毒，散瘀止痛，杀虫止痒。一般外用，治皮肤湿疹、体癣、脚癣、跌打损伤、骨折、关节痛、痔疮、疔疮、麻风。因此草药有剧毒，故来经炮制解毒后不可内服，否则会引起中毒，甚至死亡。据说，神农氏遍尝百草时，就毒品到了此草药而被毒死。

# 温肾燥湿蛇床子

据说秦朝时，有一年在浙江南部的一个小村庄里突然流行一种怪病，患这种病的人，全身皮肤长出米粒大小的疙瘩，奇痒难忍，抓破后，流出腥臭的黄水，许多郎中都说这种怪病无药可治。

一天，从外地来了个年过半百的草药郎中介绍说："在东海一个小岛上，有一种草药可治此病，但岛上毒蛇遍地，无人敢去，而这味药又被毒蛇压在身下，实在无法采到。"为治病，曾有几名青年冒险去采药，都是有去无回。有一位热血青年，为解除乡亲的病痛，他自告奋勇，只身去闯蛇岛。在一位老农的指引下，他带上雄黄酒，在五月初五端午节那天上岛了。将雄黄酒洒在毒蛇的周围，毒蛇闻到雄黄酒后，纷纷逃避，这时他迅速将药采下，然后离开了蛇岛。



回村后，他用这种草药之籽煎汤给病人沐浴，很快这些病人都全愈了。因为药是生长在蛇身下面，如同蛇床一样，故取名叫"蛇床子"，并一直沿用至今。

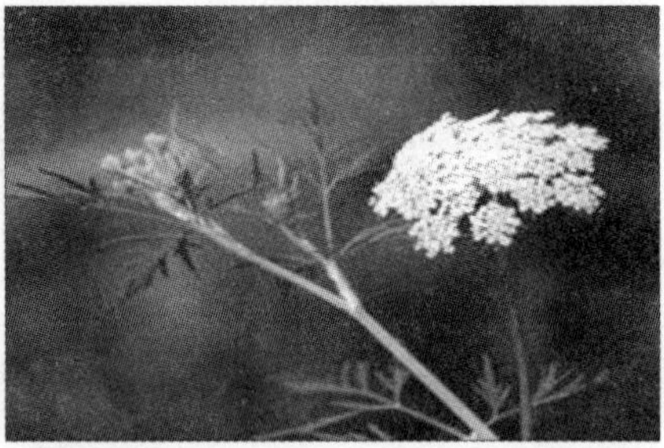

蛇床子，又名蛇床、蛇床仁、蛇床实、古时称虺床，为伞形科植物蛇床的果实，其成熟后呈黄色时采收，割取全株，打落果实。味辛、苦，而有麻舌感，性温，有小毒。归肾经。能温肾助阳，祛风燥湿，还有杀虫的功效。主治男子阳痿，阴囊湿痒，女子带下阴痒，子宫寒冷不孕。还可治风湿痹痛，疥癣湿疮等症。

# 补肾固精菟丝子

从前有个财主很喜欢养兔子，还专门雇了一名长工给他养兔子，并规定，死一只兔子扣掉四分之一的工钱。

有一天，长工失手把一只白玉兔的腰背打伤，白玉兔躺在地上跑不动了。长工怕财主扣工钱，就偷偷把那只兔子藏在黄豆地里。可财主还是发现少了一只兔子，逼长工非赔不可。长工没办法，只好到黄豆地，想把受伤的兔子抱回来。

突然，他看见那只白玉兔正在黄豆地东钻西跑，一点儿也不像受过伤的样子。后来，在好奇心的驱使下，长工故意又打伤一只灰毛兔扔进黄豆地。过了几天，他发现灰毛兔的伤也好了。

长工回家把这件事告诉了他爹。他爹曾经被财主打伤后腰，已经在床上躺了好几年了，一听这事，忙对儿子说："你再去试试，看兔子吃了啥东西，说不定是'接骨丹'呢？"

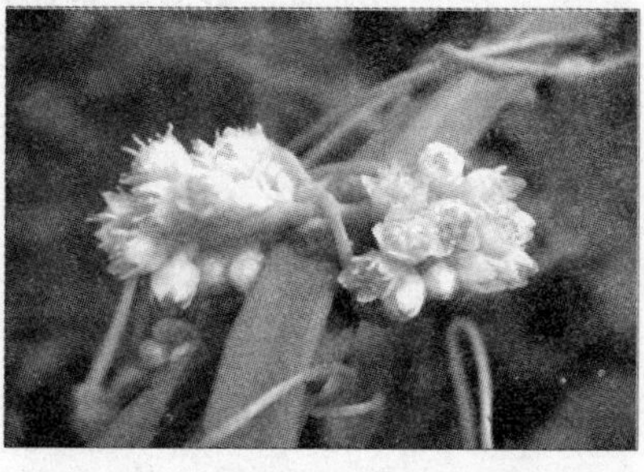

长工按照他爹的吩咐，又把打伤的兔子放在黄豆地。只见那只受伤的兔子，伸着脖子啃那些缠绕在豆上的一种野生黄丝藤的种子。一两天后，兔子的腰伤竟慢慢地好了。长工便采了一些黄丝藤和它的种子，回家交给他爹。他爹喝了这汤药，没几天腰病就好了，并将此药取名"菟丝子"。

菟丝子，又名豆寄生、龙须子、兔儿丝，为旋花科植物菟丝子的种子。味辛、甘，性平。入肝、肾经。能补肾固精，养肝明目。可治肾虚腰痛、阳痿遗精、尿频等。

# 治疮杀虫密陀僧

很久以前，密云寺里有个和尚生得丑陋，麻脸烂眼眶，腰勾背驼，他生活来源有三：一靠施主化缘，二靠收香客的钱，三靠自己卖疮药。他的药能治五疮：小儿秃疮、成人痔疮、老人臁疮、妇女阴疮以及各种疥疮。他的药灵验，一服就好，名叫“一扫光”。陀和尚卖疮药远近皆知，但药怎么制成的，他从不传授给别人。

这一年老和尚生病，病一天天地加重，他知道好不了，就对小和尚说：“我70多岁了，恐怕过不去了，我准备把药方传授给你。”徒弟非常感激，跪在师傅面前叩头谢恩。老和尚就把制药的全过程都告诉了小和尚。



不久，老和尚去逝了，小和尚继承老和尚的事业，专卖“五疮药”。小和尚不像老和尚那样虔诚，不久，下山还俗，娶了妻子，生了儿女，一家几口人过得很幸福，全是靠小和尚辛勤卖药赚来的钱养家的。生活过好了，小和尚不愿意再出门卖药，又把制疮药的全过程告诉了别人，这样就有许多人会制“一扫光”的疮药。后来有人给“一扫光”的疮药换了一个名字，叫“密陀僧”，其含义是这味药来自密云寺陀子老和尚。

密陀僧，又名金炉底、金陀僧、黄丹等，为化学品一氧化铅之黄色粉末或结晶。味咸、辛，性平，有小毒，入肝、脾经。有杀虫、收敛作用。外治痔疮、白癜风、各种疥疮，内治久痢。

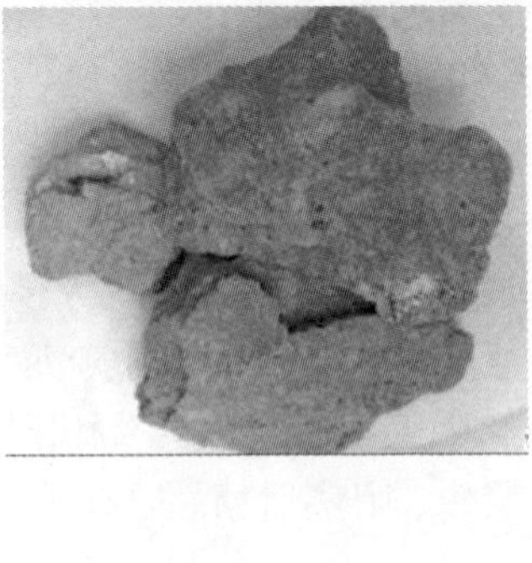

# 阳痿不育淫羊藿

从前，有对小夫妻婚后多年不育，父母劝儿休妻另娶，可儿子于心不忍，从此整天遭受责骂，被逼双双离家出走，沿途以乞讨为生。

一天傍晚，他俩在山脚下倚树小憩，突然狂风呼啸，吓得羊群东奔西跑。他们见牧羊人照应不及，随即上前帮着把受惊的羊逐一赶回棚圈内。牧羊人十分感激，便挽留他们放羊，又供吃包住。他俩发现，母羊生殖力特别强。而他们因无子嗣才流落此地，于是细察其食料，只见所有的羊都争着挑吃一种野草的叶子。从中受到启示后，他们也采集这种草连根带叶煎汤服，不久这少妇竟怀孕了。

小夫妻告辞牧羊生活，欢愉地重归家园。当邻里询问他们吃的什么灵丹药时，小夫妻很不好意思地笑答："那是羊爱吃的一种野草，草叶像豆叶，边缘有毛茸茸的细齿。"



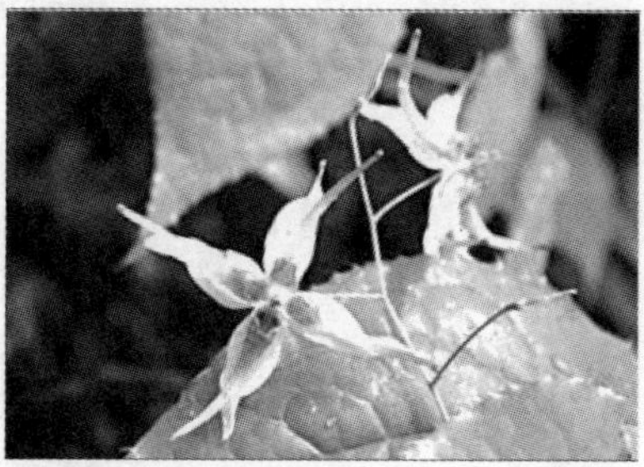

植物学上称豆叶为"藿"，这草叶形似豆叶，加上羊吃了这草会不断交合，由此，生物学家命其名为"淫羊藿"。

淫羊藿，又名仙灵脾、仙灵毗，放杖草、三枝九叶草等，为小檗科植物淫阳藿的全草。味甘，性温。入肝、肾二经。可温补肾阳，祛风除湿。能治阳痿和不育症。

# 消暑除烦淡竹叶

相传，东汉建安十九年，曹操挟天子以令诸侯，在朝中权势日甚。此时，刘备已取汉中，羽翼渐丰，在诸葛亮的建议下，发兵声讨曹操。

先锋张飞兵马刚到城边，即与曹操派来的大将张郃相遇。张郃明知不是张飞对手，便筑寨拒敌。张飞急攻不下就令军士在阵前叫骂。张郃依旧不予理睬，坚守不战。眼看已对峙数日，直急得张飞火冒三丈，口舌生疮，众兵士也多烦躁不安，急火攻心。

诸葛亮闻知后，急派人送来五十瓮佳酿，并如此这般地嘱咐张飞依计行事。“酒”抬到了阵前，张飞吩咐军士们席地而坐，打开酒瓮，大碗饮用，划拳行令，自己更是把瓮狂饮。



张郃登高眺望，恶狠狠地骂道：“张飞这厮欺我太甚!”传令当夜趁张飞醉酒时下山劫营，结果遭到张飞埋伏，大败而逃。原来，张飞使的是一条诱敌之计，他们白天在阵前喝的不是什么佳酿美酒，而是一种汤药——淡竹叶水。这是诸葛亮专为张飞和众军士们泻火除烦做的药汤。

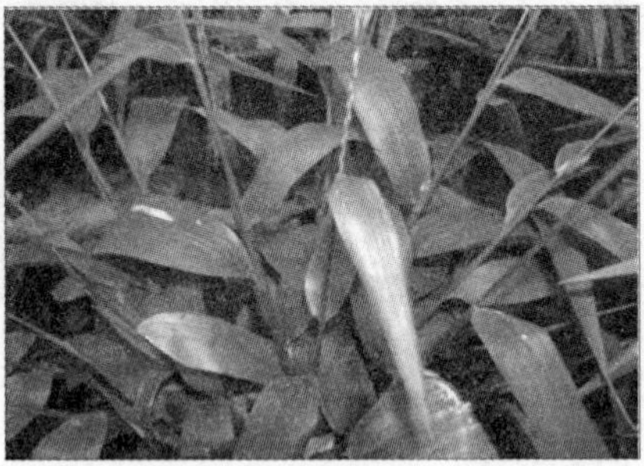

淡竹叶，又名竹叶麦冬、金鸡米、山鸡米等，为禾本科植物淡竹叶的干燥全草的地上部分。味甘、淡，性寒，归心、胃、小肠经。能清热，利尿。具有清心除烦、利尿通淋的功效，可用于热病心烦口渴、神疲乏力、小便赤涩、口舌生疮等症。在夏日消暑时，可取淡竹叶、白茅根适量水煎作凉茶饮用。

# 活血通脉话葛根

从前有位葛员外，为官清正，蔑视权贵，因看不惯奸臣陷害忠良的恶劣行径，便告老还乡。谁知奸臣还不放过他，诬其“私自招兵，密谋造反”。昏君一听，信以为真，即下诏书，派兵捉拿葛员外及其全家人等，押解京城，满门抄斩。葛员外闻知凶信，忙把小儿子叫到跟前，嘱咐说：“我葛家世代忠良，今遭奸臣陷害，全家难逃死罪，葛家就留下你一根独苗，如果一同被杀，葛家就断绝后代了。你现在赶快逃走，延续咱们葛家祖先的香火吧！”说罢，泪如雨洒，和小儿子抱头痛哭一场后，小儿子急忙从后门向山林方向走去。官兵未抓到葛家小儿，即向山林搜剿，也没见个人影儿，只得收兵回营。原来葛家小儿子被一老药农搭救了，老药农没儿无女，孤身一人，看着葛家小儿无家可归，就答应带他上山采药。



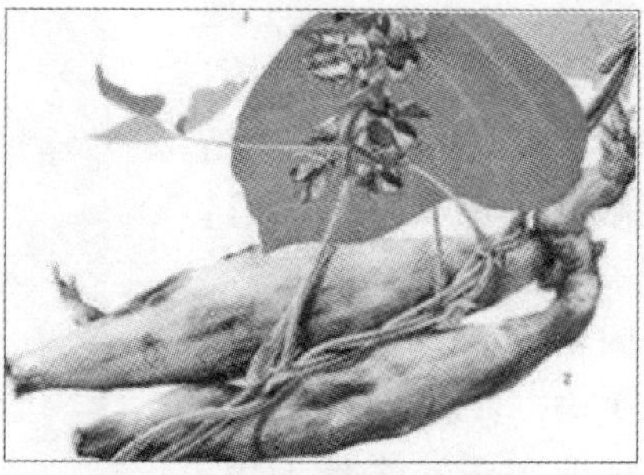

后来老药农去世了，葛家小儿也学会了老药农的本事，专门采挖一种草药的根块，它是治疗发热口渴等病的良药。他每天挖回来就背到市上去卖，既养活了自己，也救活了不少人。但这种药草叫什么名子，老药农也没说，葛家小儿想到自己悲惨而痛苦的身世，葛家满门抄斩，只留下自己这条命根子，便将这药草取名为“葛根”，后来便流传下来。

葛根，又名野葛、藤罗树、招豆藤，为豆科植物野葛的干燥根。味甘、辛，性凉。归肺、胃经。具解痉退热、透发麻疹、生津止渴、升阳止泄的功效。常用于治外感发热头痛、项背强痛、湿热泻痢、脾虚泄泻、热病口渴、醒酒戒酒等。

# 扶阳益精选锁阳

传说锁阳城原名“苦峪城”。当年大唐天子李世民命太子李治率名将薛仁贵进兵西域，兵临苦峪城下，一举打败西域联军。正在举行克城庆贺之际，不料被赶来救援的哈密国元帅苏宝同大军团团围困。突围无望，粮草尽绝。当时正值寒冬腊月，许多士兵饥寒交迫，死于非命，大军几乎没有了战斗力。谁知命不该绝救星从天而降，一名饿倒在地的士兵发现有一块地方既不积雪，也不封冻，随手挖开，惊喜地发现了一个肥满的块根，食之甜涩相宜，顿觉精神倍增。这个根块正是今天有名的锁阳。薛仁贵闻讯即令将士掘而食之，一时间三军精神振奋，骁勇异常，终于打败了苏宝同，为朝廷立下奇功。太宗天子闻奏，认为锁阳救了三军将士是天赐洪福，使将“苦峪城”赐名为“锁阳城”。

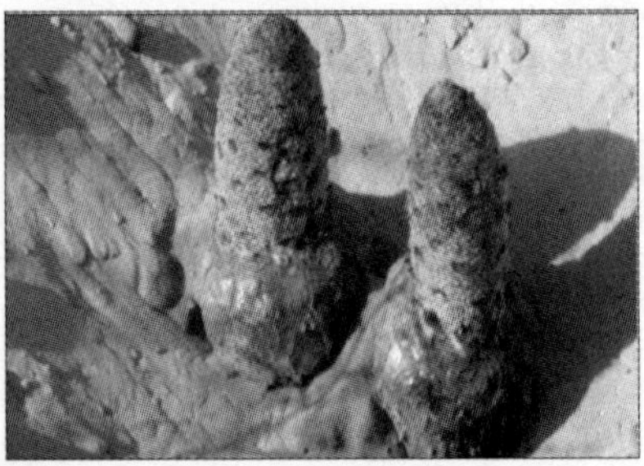

锁阳，又名不老药、地毛球、黄骨狼、锁严子等，为寄生于白刺根上的寄生植物锁阳的干燥根茎。味甘，性温。归脾、肾、大肠经。补肾固精，益精血，润肠通便。主治夜尿频多、腰膝酸软、肾虚阳痿、筋骨无力、骨蒸潮热、血枯便秘和男女不育(孕）等症。（注意：阴虚火旺、阴虚泄泻及实热便秘者禁服。）

# 消肿润肤话葫芦

古时候的行医者无论走到哪里，身上都背着个葫芦。葫芦作为行医的招牌，据传这还有个来历呢！

东汉时期，有个叫费长房的人见一老翁在街上卖药，凡吃过他的药的病人，立即见效，药到病除。费长房很想拜老翁为师，于是待人散后尾随跟踪，却见老翁跳进一家酒店墙上挂的葫芦内，心想这老翁绝不是等闲之辈，更增加他拜师的决心。于是，他便在酒店挂葫芦处备好一桌上等的酒席，恭候老翁出来，不多时，老翁便从葫芦内跳了出来。费长房立即磕头跪拜，认师求教。老翁见费长房诚心求学，便收他为徒，将自己的医术传授于他，后来费长房便成为当时的一代名医。他为了纪念老翁，行医时总将葫芦背在身上。从此以后，郎中行医，便用葫芦当招牌，以示医术高超，人们也因此把葫芦当作医生的标记。



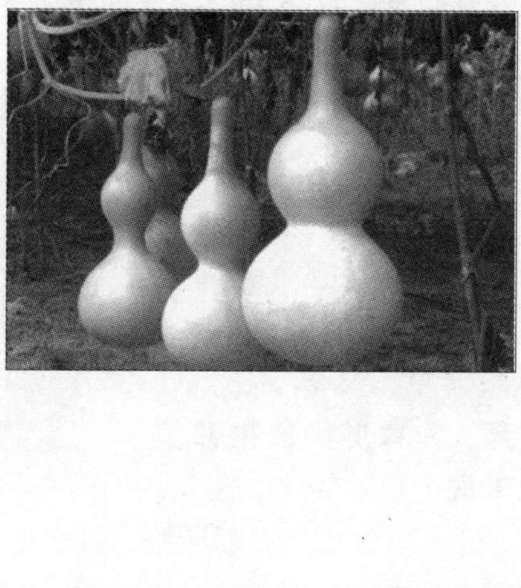

葫芦，又名葫芦瓜、瓠瓜、大葫芦等，属葫芦科一年生攀缘草本植物瓠瓜的变种。味甘、淡，性平，入肾经。有利水通淋之功，可用于治疗水肿、小便不利、黄疸、腹满等证。葫芦子还可治疗牙痛及牙龈肿痛，配牛膝煎水含漱。

# 跌打损伤韩信草

相传汉朝开国元勋、大将军韩信，幼年丧父，青年丧母，家境贫寒，靠卖鱼苦度孤日。一天，他在集市卖鱼，被几个无赖打了一顿，竟卧床不起。幸亏隔壁赵大妈送饭照料，并从地里弄来一种野草药，给他煎汤服用，没过几天，就恢复了健康。

韩信入伍从军，后来终于成为有帅才的显赫将领，帮助刘邦打败了项羽，夺取了天下。韩信带兵打仗，很爱护士兵。每次战斗结束后，伤员都很多，他一面看望安慰，一面派顺儿上田野里采集赵大妈给自己治伤的那种草药。采回后，分到各营寨，用大锅熬汤让受伤的战士喝，轻伤者三五天就好，重伤者十天半月痊愈，战士们都非常感激韩信。有一天，大家私下里就韩信和这种草药议论开来。



有的说："听说咱们元帅也是受苦人，所以这样平易近人，体贴咱们的疾苦。"有的说："咱们受伤喝的那种草药汤，听说是元帅家的祖传秘方呢。"有的说："有一天我跟着赵顺采药，问赵顺那是什么药，叫什么名字，可赵顺不知道，只知道能治跌打损伤。"有的说："听赵顺说，元帅也不知道什么，还望大家给起个名字呢！"

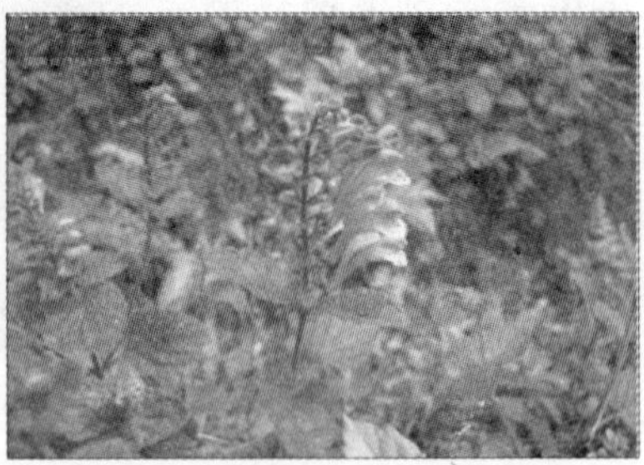

这样一来，大伙儿立马就炸开了锅。"那就叫元帅草吧！"有人反对说："几百年后，谁知道是哪个元帅？"那就干脆叫"韩信草"吧！

韩信草，又名耳挖草、半枝莲，为唇形科植物韩信草的带根全草。味辛，性温，入心、肝、肺三经。舒筋活络，散瘀止痛。主治跌打肿痛，外伤出血，产后四肢麻木，毒蛇咬伤。还可治疗肺癌、胃肠道癌症等。

# 消肿紫花地丁灵

从前，有两位“叫花子”，常在一起沿村讨饭，日久天长，两个人感情渐渐深厚，即结拜为兄弟。他俩白天讨饭，夜间同宿于破古庙中。一天，弟弟手指突发疔疮，疼痛难忍，红肿发亮。哥哥焦急如焚，心想若不及时诊治，手指有烂掉的危险。于是，他带其弟前去寻医。离此不远处有座东阳镇，有一家“济生堂”药铺，既治病又卖药，有一种自制治疗疔疮外用药。老板见是“叫花子”，就以先拿五两银子再给药为借口，将两个“叫花子”拒之门外。

无奈弟兄俩离开东阳镇，来到一片山坡地，弟弟疼痛难忍。这时，太阳快落山了，满天霞光照在山坡上，有一种紫草花在眼前熠熠生辉，哥哥顺手掐了几朵放在嘴里嚼嚼，觉得有点儿苦的，便又吐在手心里。此时弟弟的手指头火烧火燎地难受，哥哥顺手将刚刚吐出来的花瓣按在弟弟的手指头上。过了一会儿，弟弟感到手指头凉飕飕的，比刚才舒坦些了，又过了一个时辰，弟弟的手指头竟不痛了。他们又采一些带回庙中捣烂糊在手指头上，并用紫花草熬水喝了下去，安安静静地睡了一夜。第二天早晨，肿痛果然消了。过了两天后，疔疮竟奇迹般地全部好了。后来叫化子就根据这种草秸梗笔直，像一根铁钉，顶头开几朵紫花的形象取了“紫花地丁”的名字。

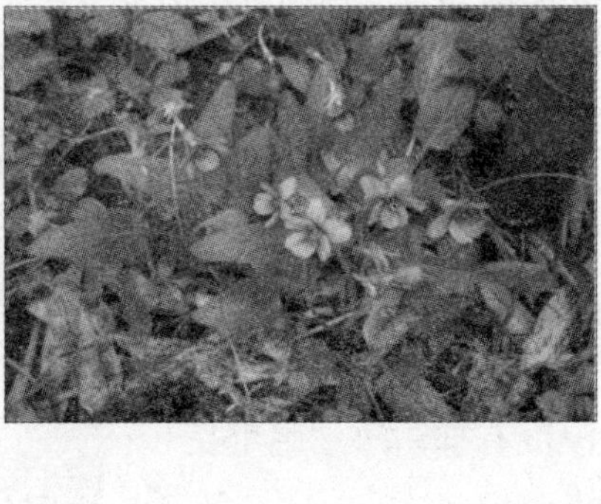

紫花地丁，又名犁头草、消肿草、烙铁草等，为多年生草本植物紫花地丁的全草。味苦、辛，性寒。归心、肝经。可清热解毒，散结消肿。

# 解鱼蟹毒用紫苏

相传东汉末年的一天，名医华佗在一家酒店里小饮，巧遇一群青年正在比赛吃螃蟹，吃空的蟹壳堆了一大堆。华佗上前劝他们说："吃多了会闹肚子，还可能有生命危险。"这群青年不但不听他的劝告，反而大吃不止。

当天，这群青年和华佗都投宿在这家酒店里。半夜时，吃螃蟹的几位青年大喊肚子痛，有的痛得在地上直打滚。由于当时还没有治疗这种病的良药，华佗非常着急。忽然，华佗想起一次他在采药时，见到一只小水獭吞吃了一条鱼，肚子撑得像鼓一样。它一会儿下水，一会儿上岸，显得很难受。后来，它爬到岸上，吃了些紫绿色的草叶，不久便没事了。华佗想，那种紫色的草叶能解鱼毒，一定也能解蟹毒。于是他立即唤醒徒弟到郊外去采了些那种紫色的草，又立即煎汤给几个青年服下。过了一会儿，几个青年的肚子果然不痛了。青年们这才知道他就是名医华佗，个个对他的医术赞不绝口，并拱手称谢。

华佗心想：这种药草还没名字，病人吃了它确实会感到舒服。今后就叫它"紫舒"吧！因为属草类，后人就把它称作"紫苏"。

紫苏，又名苏叶、红苏、桂荏等，为唇形科植物紫苏的全草。味微辛，性温。入肺、脾经。能发汗散寒，行气解毒。近年来，发现紫苏的水浸液有抑制癌细胞生长的作用。

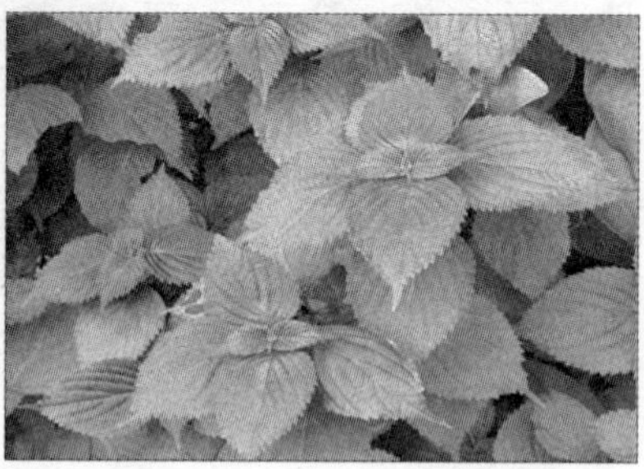

# 清肺化痰用紫菀

蔡京是北宋徽宗时的宰相。因大肠秘结不通，痛苦异常，虽经御医调治，然病情毫无好转。

原因之一，是蔡京不愿使用泻药大黄，怕损伤正气。众医皆感束手无策，后来，有人推荐既懂医理又做朝官的史堪为其诊治。当时尚无名气的史堪不仅未被同行看好，而且出诊时还被蔡家看门人轻之而不报。入室后，史堪详细切脉诊查一番，并不处方，而是对蔡说："给我 20 钱即可。"蔡感到莫名其妙，半天没有反应。最后还是叫人给了史堪 20 钱，史堪嘱人买回紫菀一味，当面碾成粉末，叫蔡调水服下。蔡服药后不久，其肠"须臾遂通"，立即见了奇效。蔡惊喜万分，定要史堪讲明道理，史堪笑道："这很简单，气与肺相连，肠乃肺之传送器官。由于你所患的大肠秘结不通是由'肺气浊'造成的，现用紫菀给你清理肺气，这样大肠也就随之通达，所以药到病除，道理就在这里。"

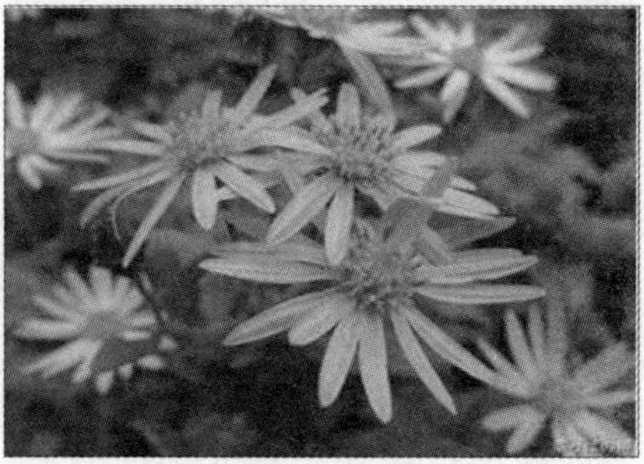

紫菀，又名小辫儿、紫苑茸、紫苑头，为多年生的菊科植物紫菀的干燥根。味辛、苦，性温，归肺经。能止咳化痰，清理肺气。主治咳嗽气逆、咳痰不爽、肺虚久、痰中带血。单味碾粉还可除便秘。

# 驱杀诸虫选雷丸

有一商人姓杨，因经常要到各地方做生意，所以很少在家，出门在外吃住都十分困难。就在他30岁那一年，不幸得了一种怪病，每当一开口说话，肚子就会会隐约发出声音，将他的话重复一遍，因为声音不大，一开始他还以为是自己错觉，并不在意，谁知随着日子愈久，声音也越来越大，造成他的尴尬和困扰。他只好借着做买卖的机会，四处求医，无奈始终找不到一位大夫能治好他的怪病。直到有一天，他从外地回家，途经一小庙，由于天色已晚，想跟老和尚借住一宿，老和尚听到他肚子里的声音后，告诉他："你这是染上'应声虫'病啦。"杨半信半疑，问他如何能治好这病，老和尚说："你只要拿起本草经来念，把所有的药念过一遍，念到那一味药，应声虫不敢回应，就吃这味药治疗！"杨虽不信，但想反正无害，回去后借了一本本草经，就读了起来，"应声虫"也一一回应，当读到雷丸时，应声虫竟没有回应！杨不信，又唸了几次，应声虫仍然静静地没有回应，回头再念其他的药，它又应声！杨于是就赶紧到药房抓了药吃，果然治好了这个病。



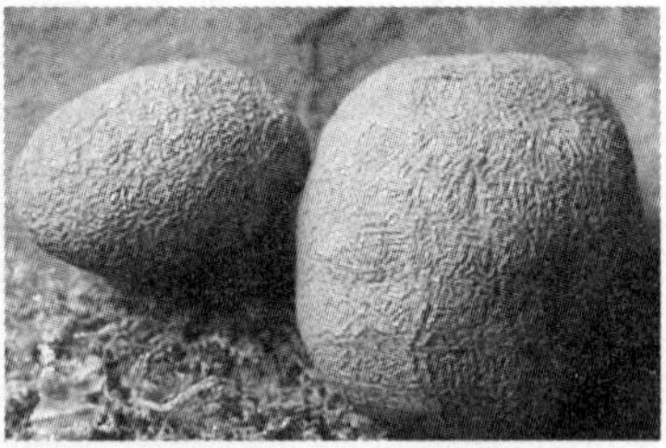

雷丸，又名竹苓、雷实、竹铃芝，为多孔菌科雷丸菌的菌核。味苦，性寒，有小毒，入胃及大肠经。主要用在杀寄生虫，绦虫子和钩虫都有效，另外对妇女阴道滴虫也有抑制作用。内服可以单用，亦可配合槟榔、牵牛、苦陈皮等，以增强驱杀肠内寄生虫的作用，副作用小，所以在过去药物资源缺乏的年代里，算是相当理想的驱虫药。

# 生津止渴是榔梅

明朝嘉靖年间，均州的太和山上有一座道教寺院叫五龙宫，五龙宫的后院有一种奇特的果树，每年长出像梅子大小的仙果。道士们说，果树是真武大帝所种，人吃了这种仙果可以长生不老。

当时，医药学家李时珍为了编写《本草纲目》，正带着弟子庞宪到各地名山大川采集中药。一天，他们来到太和山下，听说山上有仙果，就想弄清仙果究竟是何物及其药用功效，于是在山下找了间客栈住下。

次日，李时珍来到五龙宫，对寺院道长说："我是从蕲州来的医生，专门采集药材、研究药效的，听说贵寺有仙果……"白发苍髯的老道长说："这里是皇家禁地，仙果是皇家的御用之品，你还是快快离去为好。"



难道要让这仙果永远成为一个谜？李时珍苦思瞑想，突然又展颜而笑。夜深人静时，李时珍从另一条小道摸上山，他轻步绕到后院外，迅速采摘了几枚仙果和几片树叶，然后翻墙出寺。

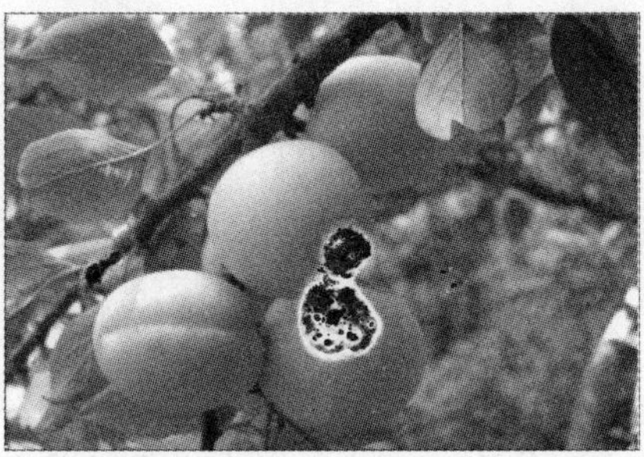

李时珍回到客栈，和弟子亲口尝了仙果，并仔细对其进行研究，终于解开了仙果之谜。原来它只不过是一种榆树果实的变种，名叫榔梅，其药用功效与梅子差不多。此果非李非杏、非桃非梅，却又似李似杏、似桃似梅，味甘如蜜，是武当山特有的一种水果。

榔梅，又名杏形桃核、榔木、梅实，为杂交变异的果实。味甘、酸，性平，无毒。能生津止渴、清神、下气、消酒。

# 止咳平喘款冬花

张藉为唐代著名诗人，他家境贫寒，一生体弱多病，后来还因患眼疾而失明，所以在当时就有“贫病诗人”之称。

有一次，张藉不幸外感风寒，连续数日咳嗽不绝，因无钱医治，病情日渐加重。张藉心焦如焚，一筹莫展。此时，他突然记起曾经有一位僧人向他说起一种叫款冬花的中药治疗久咳特别有效。于是，他嘱家人采来款冬花，煎服几次后，病情大减，咳嗽也止。随后他即兴写下了这样一首诗：“僧房逢着款冬花，出寺噏行日已斜，十二街人春雪遍，马蹄今去入谁家。”



这首诗说的是：数年前的初春，在一个春雪消融之日，张藉外出踏青觅诗，行至一僧房前歇息，正遇上一位老僧在庙前采集药草，双双相叙良久。老僧谈到手中的一种草药说：“这叫款冬花，是治疗咳嗽的良药，僧人治病，多采集这庙前堂后的草药治病，尤其是这款冬花，用于伤寒咳嗽，莫不药到咳止，屡试屡效。”那天，张藉告别老僧之时，不觉已是日落西山。不曾想到，那次偶尔所闻，却会在数年后得以亲身验证。张藉这首诗即反映了他对那次亲身经历的回忆，更表达了诗人对中药款冬花的由衷赞美。

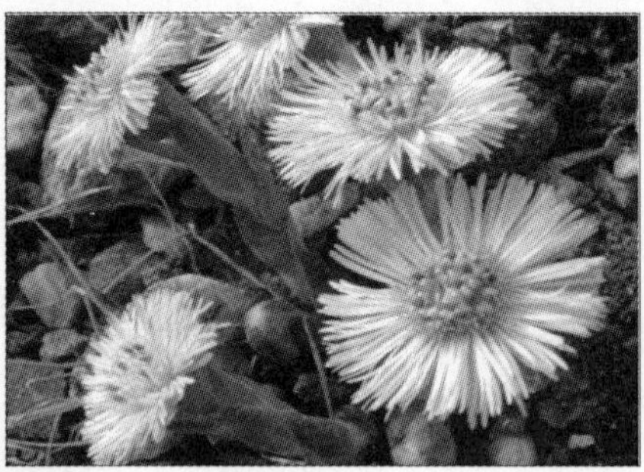

款冬花，又名九九花、冬花、虎须，为菊科植物款冬的干燥花蕾。味辛、微苦，性温，入肺经。能止咳下气，历来被誉为止咳平喘之要药。主治慢性咳嗽气急，痰中带血。

# 收敛止血墓头回

很早以前，据传某名医路过坟场，见一棺材抬过，急叫停下，问死者可是妇人？回答说是。医生疑病者未死，死者家属因维护医生的声望，便开棺求医。医生诊察后，在附近顺手拨起一些带有节的草，嘱煎服之。谁知服后，“死人”竟然活过来了。原来“死者”是一青年妇女，由于产后流血过多而“死”，医生发现了棺材中漏出来的血点，想到可能是出血太多，才叫停下救治，竟然救活了。由于这种药物将病妇从坟墓边救出，所以人们便将这种草叫做“墓头回”。

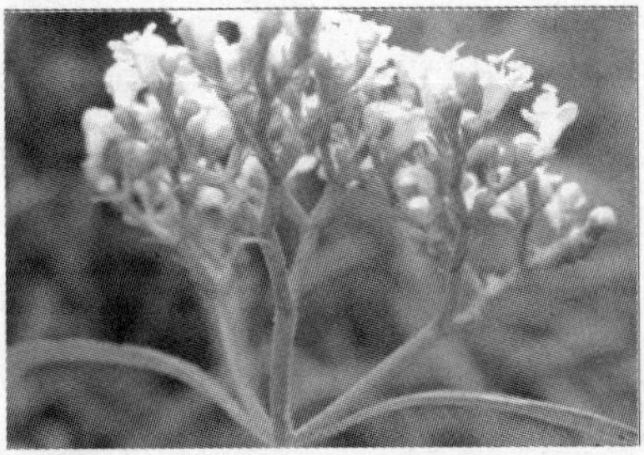

墓头回，又名脚汗划、箭头风、追风箭等，为败酱科植物异叶的根。味苦，微酸，性微寒。入肝经、胃经。能收敛止血、止带，治崩漏，带下，赤痢。亦有祛瘀消肿作用。现化医学认为墓头回还有治疗子宫颈糜烂，早期子宫颈癌。

# 镇静活血用琥珀

传说有一天孙思邈外出行医，看见一行出殡的队伍迎面走来。他停在路边观看，忽然上前一步按住棺材大喊：“且慢！且慢！”送殡的人以为他是疯子，要赶走他。他说：“人还没有死，你们怎么忍心埋了呢？”众人说：“人早死了，你不要再胡说。”孙思邈说：“人要死了，血会凝固的。你们看棺材底下正在滴鲜血，怎么说人死了呢？”众人一看，果然有细细一道血丝向外流，就打开棺材请他看。只见一个妇人面黄如纸，小腹很高，裤裆正向外渗着鲜血。这女子的丈夫哭着说：“我妻子婚后十年没有生育。这次怀孕一年多了，昨天才觉胎动，又难产死了。”孙思邈试了病人的鼻息和脉象，以红花烟熏死者鼻孔，又急取琥珀粉灌服，孕妇很快苏醒过来。众人把孙思邈当成了神仙，一齐跪下磕头。孙思邈道：“此乃琥珀之功也。”又送给病人的丈夫一剂药、一幅图，嘱咐他：“赶快把病人抬回去，喝下这服药，再按图接生，保证母子平安。”结果，病人回去顺利地生下了一个大胖娃娃。



琥珀，又名血琥珀、红琥珀、光珀等，为远古松科植物的树脂埋藏于地层，经过漫长岁月的演变而形成的化石。味甘，性平，归心、肝、膀胱经。能镇惊安神、散瘀止血、利水通淋、去翳明目。用于惊风、癫痫、心悸、失眠、小便不利、尿痛、尿血、闭经。

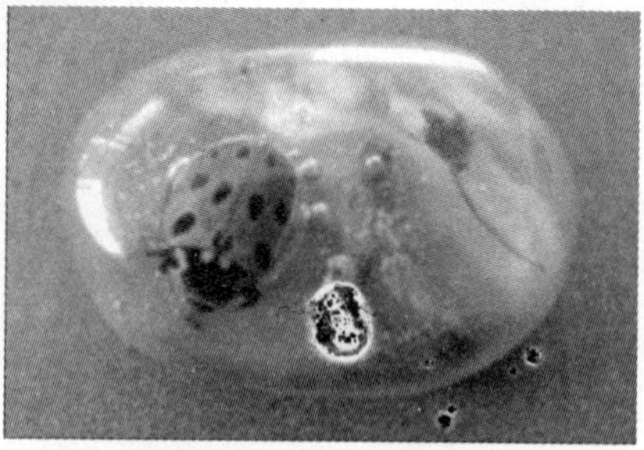

# 续接断骨选续断

从前有个江湖郎中，整天走村串户为人免费看病送药，所到之处深受拥戴。一天郎中来到一个山村，碰巧遇到个病重的年轻人。郎中走近一看，又摸了病人的脉，说“有治”。于是打开随身携带的药葫芦，倒出两粒丹药——“还魂丹”，让人撬开病人牙关灌进去。不多久，病人就醒了过来。

后来，这事传到了山霸的耳中，山霸动了坏心思。一天，山霸把郎中请到家中，备了好酒好菜。郎中问缘由，山霸吐露想和郎中合伙开药铺，制还魂丹，赚钱发财的意思，却被郎中断然拒绝了。山霸一摆手，几个狗腿子一拥而上，用乱棒狠狠打在郎中身上，郎中腿被打断了，且满身是血，最后被扔到了山沟里。



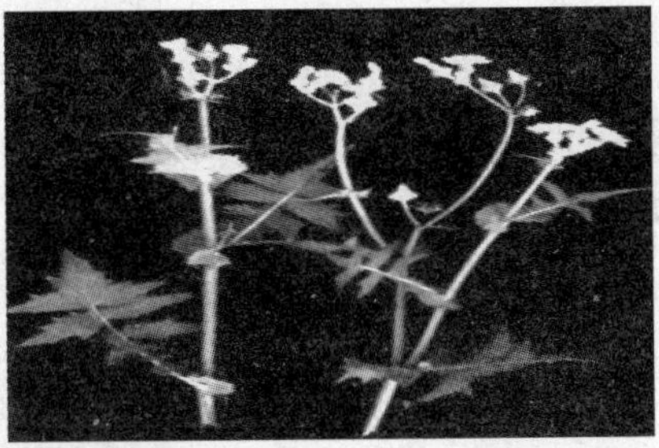

后来，一个砍柴的青年发现了他，背他到山坡上。他用虚弱的声音和手势，让青年给他挖那些长着羽毛样叶子、开紫花的野草。该青年每天煎这种野草给郎中喝，两个月后，郎中的伤腿就好了。根据这种药草有续接断骨的作用，给他起名叫“续断”。

续断，又名接骨草、滋汕菜，为川续断科多年生草本植物续断的根。味苦，性微温，归肝、肾经。补肝肾，强筋骨，续折伤，止崩漏。用于腰膝酸软、风湿痹痛、崩漏、胎漏、跌扑损伤。酒续断多用于风湿痹痛，跌打扑伤。

# 消肿散结蒲公英



相传，在很早以前，河南洛阳城有位小姐叫公英，她不但长得貌若天仙，且聪明贤慧。一天她患了乳疮，红肿疼痛，奇痒难忍，便找了个游医治疗。那游医见姑娘长得美丽，顿生邪恶念头，趁诊病之机，肆意调戏，公英忍无可忍，抬手打了他两个耳光。游医因邪念未得逞，就到处造谣，说公英作风不正，伤风败俗。公英听到谣传十分气愤，为洗清谣言，竟投河自尽。这时，渔翁正好在河边打鱼，急忙将她救起。老渔翁得知她投河原因后，便让她女儿蒲英去山上采来一种草药，煎水为公英姑娘洗涤患病之处，同时又将另一部分药草捣烂后给公英姑娘敷在患处，连续几天洗、敷后，姑娘的乳疮竟然好了。后来，公英姑娘便将这种草药栽种在自家的房前屋后，待有人需要时，就将此药提供给他们。为感谢老渔翁的救命之恩，便将这种草药起名为“蒲公英”，意是蒲姓和公姓的组合。据说，李时珍从一道士手中得到的“还少丹”秘方，方内就含此药，称用此方可使齿落更生，须发返黑，老还少容。

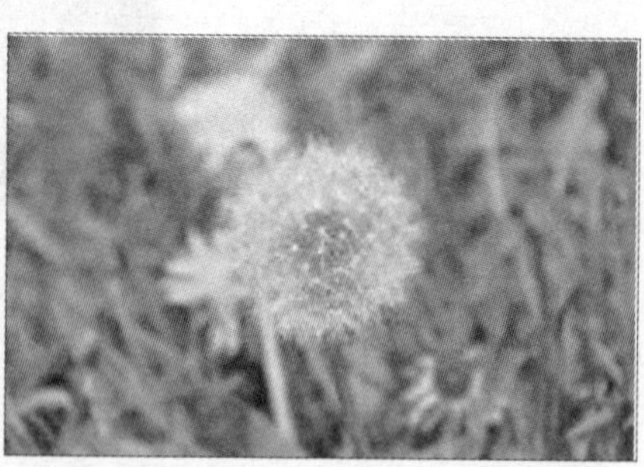

蒲公英，又名黄花地丁、婆补丁、黄花草等，为菊科植物蒲公英的全草。味苦、甘，性寒，归肝，胃经。可清热解痛，消肿散结。药理实验发现，蒲公英是一味广谱抗菌的野菜，对金黄色葡萄球菌、肺炎双球菌、溶血性链球菌、白喉杆菌、绿脓杆菌、伤寒杆菌、痢疾杆菌等都有杀灭作用，还有利胆、利尿和催乳功效。

# 活血消瘀用蒲黄

相传，南宋年间。宋度宗有次携爱妃来到御花园，尽情游春赏花。时值春光明媚，百花吐艳。他们时而嬉戏打闹，时而开怀畅饮，好不乐哉。然而，乐极生悲，就在当天晚上，宋度宗突然舌肿满口，既不能言语，又不能进食。满朝文武百官焦急万分，急召集宫庭御医研究诊治方法。蔡御医道："皇上的舌病用蒲黄和干姜各半研成细末，蘸之干擦舌头可愈。"度宗就按此方法治之，果见奇效。后来度宗问蔡御医："蒲黄和干姜为何能治寡人的舌病?"蔡御医道："启秉万岁，蒲黄凉血活血作用。盖舌乃心之外候，而手厥阴相火乃心上臣使，得干姜是阴阳相济也。"

据《本草纲目》载：蒲黄生用有破血消肿之功，炒用有补血止血之效。蒲黄粉外用可治舌胀满口、重舌生疮。单味研末搽敷，可治小儿口舌生疮或舌肿大。宋度宗乃患舌肿充血之疾，系重舌、口疮之类，故用蒲黄和干姜细末干擦，乃其有效。

现代医药研究证明生蒲黄亦有止血作用，草蒲黄（花序上的茸毛）可止创伤出血，适量外敷。也可炒黑成"蒲黄炭"用。蒲黄煎剂及乙醇浸液，大剂量可使猫、犬血压下降。但本品孕妇慎服。

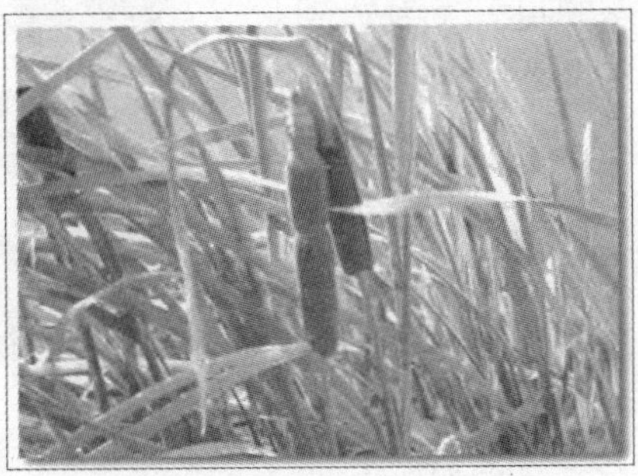

蒲黄，又名蒲草卵子、蒲绒草、水蜡烛等，为香蒲科植物宽叶香蒲的干燥花粉。味甘，性平。归肝、心包经。有凉血止血，活血消瘀作用。用于吐血、衄血、尿血、崩漏、心腹疼痛、产后瘀痛、血淋涩痛。

# 散风清热找蝉蜕

传说古时候，一名叫单的猎户娶了个如花似玉的媳妇。新婚不久，单的妻子被一个叫堂的纨绔子弟看中。堂常常施一些小恩小惠接近单，单妻看出了堂的不良用心，就提醒单疏远堂，可单不听妻的规劝，反视堂为知己。初夏的一天，堂设骗局邀单进山狩猎，并谎称在山里聚会。单出门后，堂闯进单家对单妻强行非礼，单狩猎归来，妻子哭诉了经过，单不但不信，还怪妻子撒谎，动手打了妻子。单妻深感委屈，自缢于一棵树上。此时，单如梦初醒，悔恨交加。深夜，他潜入堂家，逼堂说出真相后将堂杀死。之后他跑到妻子自尽的树前，抱住树狂叫三声“知道了”便吐血而亡。单死后变成了蝉，栖在枝头，终日向妻鸣叫：“知了！知了！”以示忏悔。单妻被单的真情所感动，也变成了蝉，终日陪伴着丈夫，只是不会鸣叫。



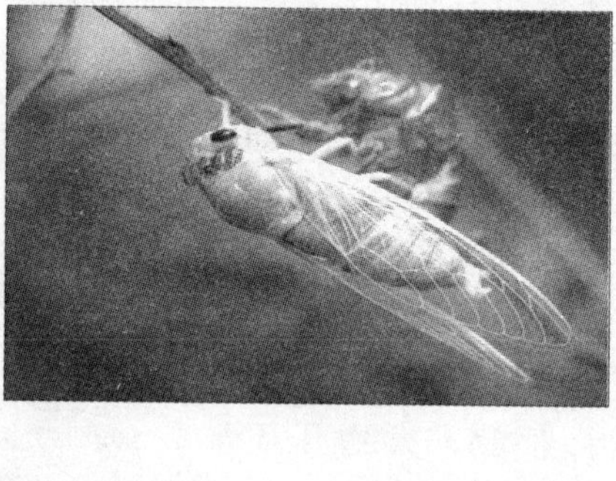

蝉蜕，又名知了壳、蝉衣、蝉退等，为蝉羽化时所蜕掉的外壳称蝉蜕。味咸、甘，性寒。归肺、肝经。具有散风清热、宜肺透疹、退翳明目之功效。可治小儿惊厥、小儿夜啼，风疹等。

# 驱虫消积话槟榔

相传云南傣族一户人家有个美丽善良的姑娘，名叫兰香。她勤劳贤慧，寨里小伙子都格外喜欢她，但姑娘只爱上了象脚鼓跳得最好的岩峰。

在甜蜜的日子里，意外的事情发生了，兰香的肚子一天天鼓了起来。于是，风言风语弥漫了整个山寨："哼，还说像玉石一样洁白无瑕呢！谁知，长尾巴山鸡冒充凤凰。"岩峰怒气冲冲对着兰香直嚷："你，草鸠抹上红泥会装锦雀，算是我看错了人！"兰香痛苦地望着岩峰："你真的不相信我吗？""以前相信你，现在不能再受骗啦。"

兰香的阿爹难过极了，踉踉跄跄地跑到林边，摘来了一串槟榔，掷向兰香，怒吼道："我家从没出过你这样的丑事，你把这东西咽下，死了清静。"兰香战战兢兢跪到阿爹面前，泣不成声："我，我有苦难言呀！我像天上的白云一样干净，像池溏里的莲藕一样洁白。阿爹……你多保重。岩峰呀！我为你祝福。"说着，一狠心将槟榔嚼碎，一古脑儿吞进了肚里。人们面面相觑，绝望地等待着兰香死亡的到来。只见兰香痛楚地捂着肚子，挣扎着爬到树丛中。然而，不到一刻工夫，兰香却奇迹般地从树林中走了出来，肚子也消了下去，恢复了原来的俊俏。人们跑进树林一瞧，原来她拉出一条长蛇般的虫子，兰香哪里是怀孕啊！从此，人们更加怜爱兰香，也懂得了槟榔是一味驱虫良药。

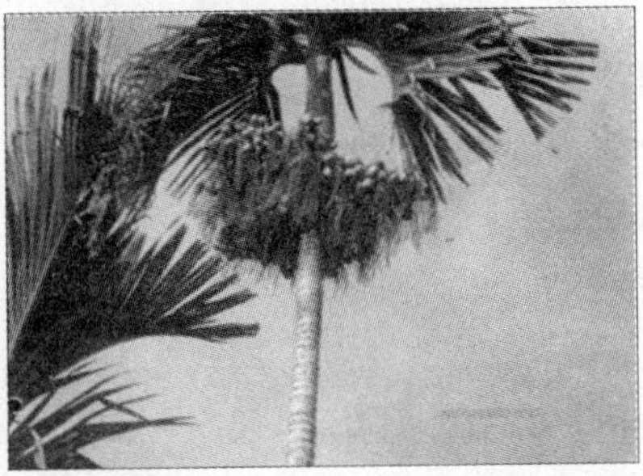

槟榔，又名槟榔玉、榔玉、青仔，为棕榈科植物槟榔的种子。味苦，性温，归肺经、胃经、大肠经。能下气，行水，可杀三虫，消积利气。

# 镇痛止咳罂粟壳

从前在鼓山坳里，有一个十几户人家的小村庄，村里有一个英俊的少年，排行第三，人们都叫他三郎。三郎自幼和一个叫英淑的姑娘很要好，青梅竹马，两小无猜。三郎弹得一手好琴，英淑姑娘长得聪明伶俐，特别喜欢听琴，只要一听三郎的琴声，就如醉如痴。她长到十七八岁的时候，三郎和英淑私订了终身，英淑说非君不嫁，三郎说非卿不娶。

一天，媒人到英淑家来提亲，说的是邻村一户有钱的富家子弟。英淑的父亲贪图钱财，一口应允下来。英淑姑娘知道后誓死不从。媒人跑得挺勤，三天两头到家催问，英淑的父母看管挺严，相逼甚紧。眼看婚期临近，在一个漆黑的夜里，英淑趁家里人不备，在院里树上上吊身亡。英淑的父亲后悔莫及，只好把短命女儿葬在一块山地上。过了好久，新坟上破土冒出一枝花来。红花绿叶，水灵水灵的，粉嘟嘟的花朵散发出诱人的香味。这就是后人所说的"罂粟"。



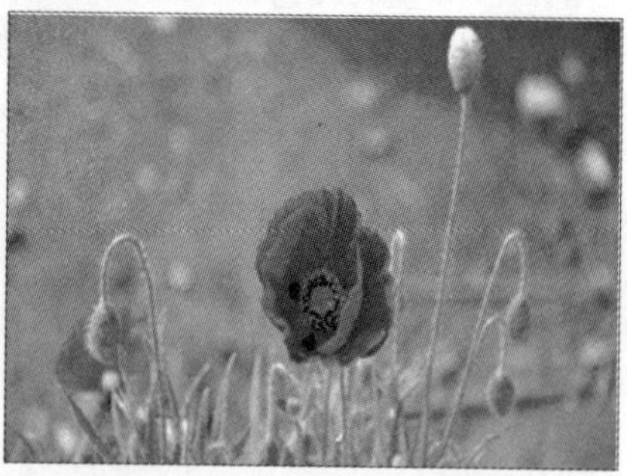

罂粟，又名鸦片花、大烟花、英雄花等，为罂粟壳入药，处方又名"御米壳"或"罂壳"。味酸涩，性平，有毒，入肺、大肠经。能镇痛、止咳、止泻药。用于肺虚久咳不止、胸腹筋骨各种疼痛、久痢常泻不止。也用于肾虚引起的遗精、滑精等症。

# 解毒散热选薄荷

传说薄荷的原名出自希腊神话。冥王哈得斯爱上了美丽的精灵曼茜，冥王的妻子佩瑟芬妮十分嫉妒。为了使冥王忘记曼茜，佩瑟芬妮将她变成了一株不起眼的小草，长在路边任人踩踏。可是内心坚强善良的曼茜变成小草后，身上却拥有了一股令人舒服的清凉迷人的芬芳，越是被摧折踩踏就越浓烈。虽然变成了小草，她却被越来越多的人喜爱。人们把这种草叫薄荷。罗马人与希腊人都很喜欢薄荷的味道，在节庆时，他们还会把薄荷编织成花环佩带在身上。埃及人则有把一包包薄荷与大茴香、小茴香充当赋税的做法。美洲印第安人会用薄荷来治疗肺炎。薄荷有极强的杀菌抗菌作用，常喝它能预防病毒性感冒、口腔疾病，使口气清新。用薄荷茶汁漱口，可以预防口臭。用薄荷茶雾蒸面，还有缩细毛孔的作用。拿泡过茶的叶片敷在眼睛上会感觉到清凉，能解除眼睛疲劳。据说薄荷也有“眼睛草”的别称，可用于治疗眼疾。

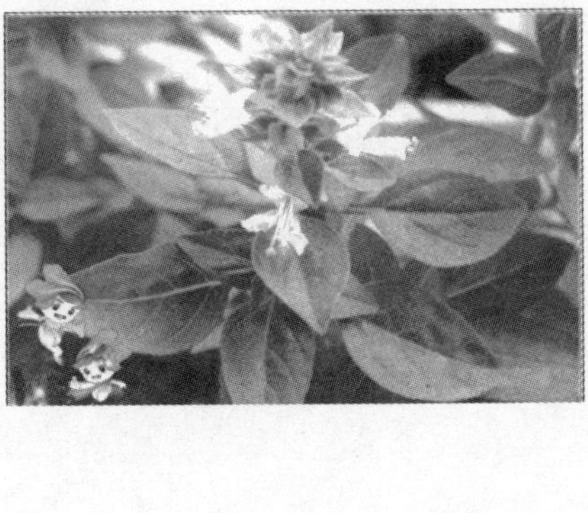

薄荷，又名升阳菜、仁丹草、眼睛草等，为唇形科薄荷属植物的全草。味辛，性寒，归肺、肝经。可宣散风热，清头目，透疹。用于风热感冒、风温初起、头痛、目赤、喉痹、口疮、风疹、麻疹、胸胁胀闷。

# 疥癣秃疮用藜芦

金元时期，有一妇女自幼得了风痫病，并日渐加重。严重时每天要犯十几次。有一年遇上了荒年，只好到地里挖野草充饥。她在田野中见有一种好像大葱的草，就采回蒸熟饱吃了一顿。到后半夜忽然感觉腹中难受不安，吐出许多黏稠如胶样的痰涎，接连几天，吐出的东西大约有一二升。同时了浑身出汗如水洗，非常困倦，自认为难以活命了。谁知三天后，不仅身体渐觉轻健，多年所患之病也好了。她拿所吃的"葱"去问别人，别人告诉她说这叫"憨葱"，就是药书上的"藜芦"。



俗话说："怪病多生于痰。"这则故事中的病历，虽属一次不自觉的偶然巧合，但从中可以看出中药藜芦对于治疗痰饮所致的怪病是有一定奇效的。

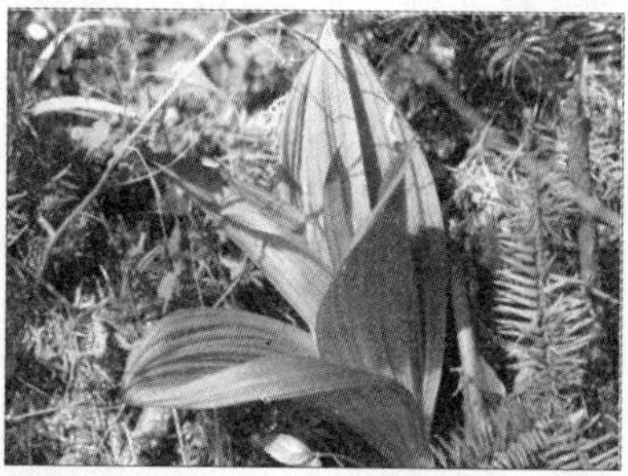

藜芦，又名黑藜芦、山葱、棕包头等，为百合科植物藜芦的根及根茎。味苦，性寒，有大毒。归肺、胃、肝经。用于中风、癫痫、喉痹症见痰涎涌盛者、疥癣秃疮。

# 呕血便血选藕节

南宋隆兴元年，宋高宗隐退让位，孝宗继位当朝。这孝宗生活奢侈，山珍海味吃腻，又挖空心思吃湖蟹，每天派几十人下湖捉蟹。这湖蟹虽是美味佳肴，但多食反而为祸。不久，孝宗腹部不适，每日便血腹泻数次，御医诊为冷痢，投药数剂无效。高宗亲自微服私访，为孝宗寻医找药。

这天，高宗打扮成长老来到药市，见一药坊面前摆了一大提鲜藕节，人们争相购买。高宗不解，上前问道："请问药师，列位置买藕节是何道理?"药师答道："长老不知，如今天下流行冷痢，新采藕节乃治疗冷痢之良药。"高宗听罢，沉思片刻，即令药师随入皇宫，药师仔细捺脉叩诊，只见孝宗汗出肢冷，脉细舌白。药师道："陛下过食湖蟹，伤脾胃，久已脾胃阳虚，故成冷痢。服新采藕节汁，数日可康复。"高宗大喜，忙令人取来金杵棒，将藕节捣汁，送孝宗热酒调服，不几日，孝宗康复。

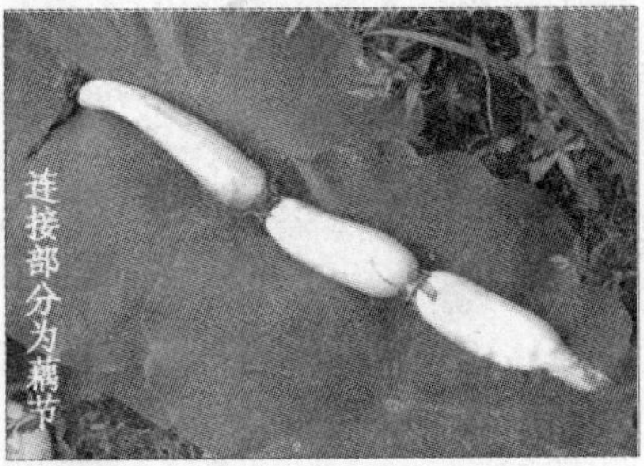


藕节，又叫莲藕节，为睡莲科植物莲的根茎节部。味甘、涩，性平。入肝经、肺经、胃经。主要功能是止血。治吐血、衄血，便血和痔疮出血。

# 滋阴潜阳用鳖甲

清朝光绪皇帝自幼羸弱多病，年轻时的一天清晨，忽觉腰椎中间疼痛，俯仰皆痛，不能自已。次日晨起，腰椎左侧疼痛更重，稍一转动即觉满腰牵拉，疼痛难忍，其后竟一日甚于一日。宫中太医绞尽脑汁为其治病，药吃了不少，却未见一丝起色。光绪皇帝斥责太医道："屡服汤剂，寸效全无，名医伎俩，不过如此，亦可叹矣。"嗣后诏告天下，征集贤士。民间医家听说皇帝的病，有一道士声称能治光绪帝的病。他号脉之后，开出了一张药方。只见药方上画了一只鳖，其旁写道：将此背甲与知母、青蒿水煎服，连服1月。光绪帝半信半疑，便试服之，不想1个月后，他的病情果然有所好转。



道士何以能药到病除呢？主要是他看准了病情，对症下药。原来光绪帝年幼时曾患肺结核，从症状上看，很可能是结核扩散转移到了腰椎引起腰椎疼痛。祖国医学称结核为"骨蒸"。这三味药中，知母滋肾降火，对阴虚骨蒸盗汗有良效。青蒿能清热降火，可退骨蒸劳热，也是治疗骨蒸的要药，而鳖甲在治疗骨蒸方面，也有独到的作用。

鳖甲，又名团鱼盖、脚鱼壳、甲鱼骨等，为鳖科动物鳖背甲。味咸，性寒，归肝、肾经。可滋阴潜阳，退热除蒸，软坚散结。

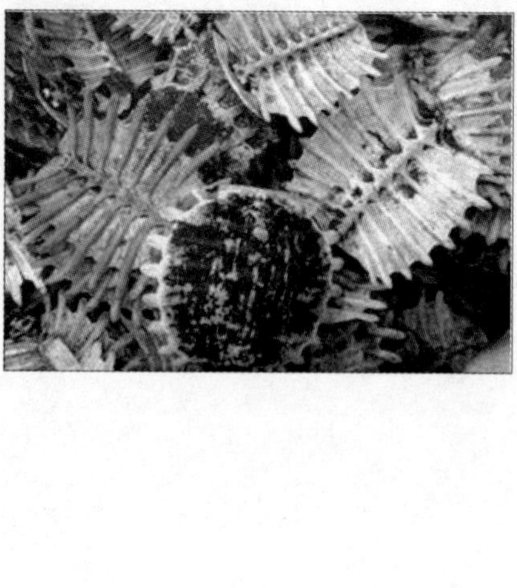

# 利咽化痰橄榄好

相传有一位老中医，医术相当高明。一天，有个叫黄三的人来看病，他说："久仰先生大名，今日特来求医。吾黄胖、懒惰、贫寒，望能妙手医治。"老中医暗忖，此"三病"之根在于懒惰，须先将其变得勤劳起来。便告诉他："从明天开始，你每日早晨去茶馆饮橄榄茶，然后拾起橄榄核，回家种植于房前屋后，常浇水护苗，待其成林结果，再来找我。"

黄三遵嘱照办，细心护林。几年过去了，橄榄由苗而树，由树而林，由林而果，黄三终于变得勤快起来了，人也长得壮壮实实。可是他仍然很穷，便又去找老中医。老中医笑曰："你已没了黄胖、懒惰之症了，你且回去，从明天开始，我叫你不再贫穷。"

次日，果然有不少人前来向黄三买橄榄，从此，陆续不断，黄三也就不再贫穷了。原来，老中医开处方时需要橄榄作药引，而这一带没有出产，便想出这个给黄三种树治病的办法。人们都叹服老中医的高明。

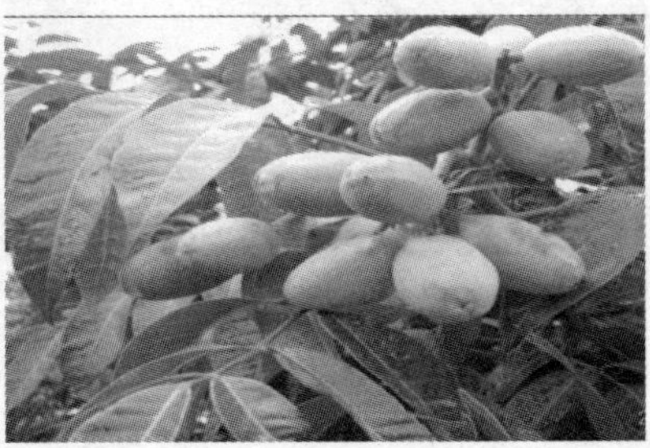

橄榄，又名青榄、青子，为橄榄科植物橄榄之果实。味甘、酸，性平，归肺、胃经。有清热解毒、利咽化痰、生津止渴、除烦醒酒、化刺除鲠之功，适用于咽喉肿痛、烦渴、咳嗽痰血、鱼骨鲠喉等。

# 清暑化湿用藿香

很久以前，深山里住着一户人家，哥哥与妹妹霍香相依为命。后来，哥哥娶亲后就从军在外，家里只有姑嫂二人。一年夏天，天气连日闷热潮湿，嫂子因劳累中暑，突然病倒。霍香急忙把嫂子扶到床上说："您恐怕是中了暑，治这种病不难，咱家的后山上就有能治这种病的香味药草，我马上上山去把它采来，早日治愈您的病。"

霍香一去就是一天，直到天大黑时才跌跌撞撞回到家里。只见她手里提着一小筐药草，两眼发直，精神萎靡，一进门便扑倒在地，瘫软一团。嫂子连忙下床将她扶坐床上，询问缘由，才知她在采药时，不慎被毒蛇咬伤了右脚，中了蛇毒。嫂子听后顿时神情紧张，赶紧脱下霍香右脚的鞋袜。只见在霍香的脚面上有两排蛇咬的牙印，右脚又红又肿，连小腿也肿胀变粗了。嫂子一面惊叫，一面抱起霍香的右脚，准备用嘴从伤口处吮吸毒汁。但霍香因怕嫂子中毒，死活不肯。等乡亲们听见嫂子的呼救将郎中找来，却为时已晚。



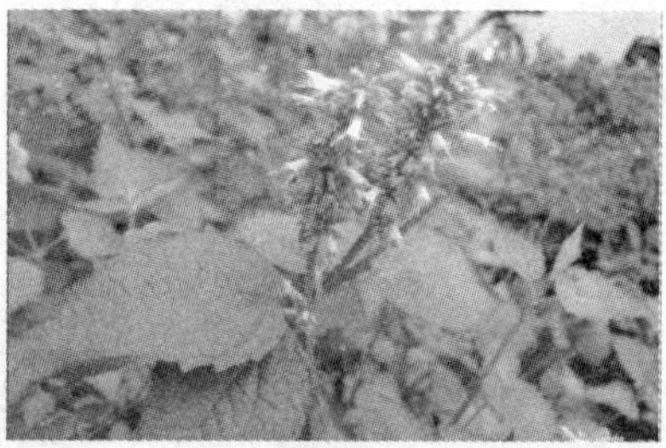

嫂子用小姑采来的药草治好了病，为牢记小姑之情，嫂子便把这种有香味的药草亲切地称为"霍香"。从此"霍香"草的名声越传越广，治好了不少中暑的病人。因为是药草的缘故，久之，人们便在霍字头上加了一个"草"头，将霍香写成了"藿香"。

藿香，又名排香草、川藿香、土藿香，为唇形科植物藿香的茎和叶。味辛，性微温，入脾、胃、肺经。清暑化湿，和胃止呕。主治夏令感冒、寒热头痛、胸脘痞闷、呕吐泄泻、妊娠呕吐、鼻渊和手足癣。

# 外伤止痛用麝香

很久以前，有一对唐姓父子，居住在深山里，以打猎为生。一天，父子俩在深山老林中打猎，儿子为追捕一只野鸡，不慎掉下山涧。唐老汉飞奔至山涧，见儿子倒在地上不能动弹。此时，山涧微风阵阵，飘来缕缕奇香，沁人心脾。老汉正准备背起儿子，却见儿子正贪婪地吸着这奇特的香气，好象伤痛正被逐渐趋散。唐老汉顺着香气寻觅，发现香气正是从一处不毛之地散发出来的。唐老汉扒开泥土发现了一个鸡蛋大小，长着细毛的香囊。唐老汉小心翼翼地将其取出，装入儿子的衣袋中带回家。不久，儿子的伤竟不治而愈。后来，每遇到有穷人跌打损伤，唐老汉就用这个为其治疗。



此事一传十，十传百，很快就传到了县太爷的耳朵里。县太爷垂涎三尺，遂派衙役将香囊抢去，交给他的小妾收藏。小妾将香囊视为奇宝，并随身携带。香囊散发出的阵阵幽香，令小妾平添了不少魅力。正当小妾为之高兴得意之时，哪知已怀孕三月的胎儿流产了。县太爷一怒之下将香囊扔进了河里。其实老汉得到的香囊，是一种叫麝的动物，其雄性腹部有一装着分泌物的囊袋，人们把这种香袋叫做“麝香”。

麝香，又名当门子、脐香、香脐子等，为雄麝的肚脐和生殖器之间的腺囊的分泌物，干燥后呈颗粒状或块状物。味辛、苦，性温，有特殊的香气。归心、脾经。能开窍醒神，活血通经，止痛催产。

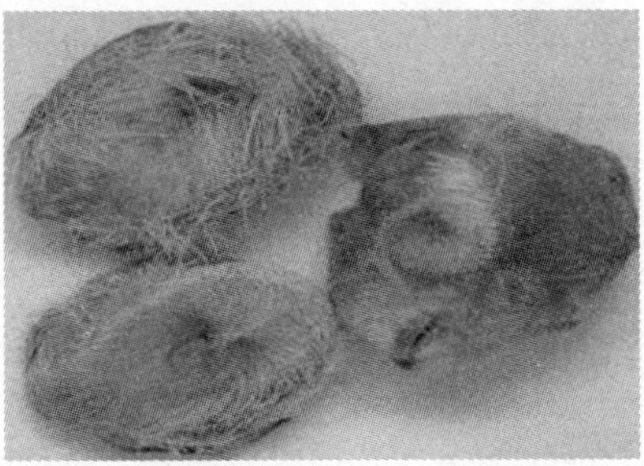